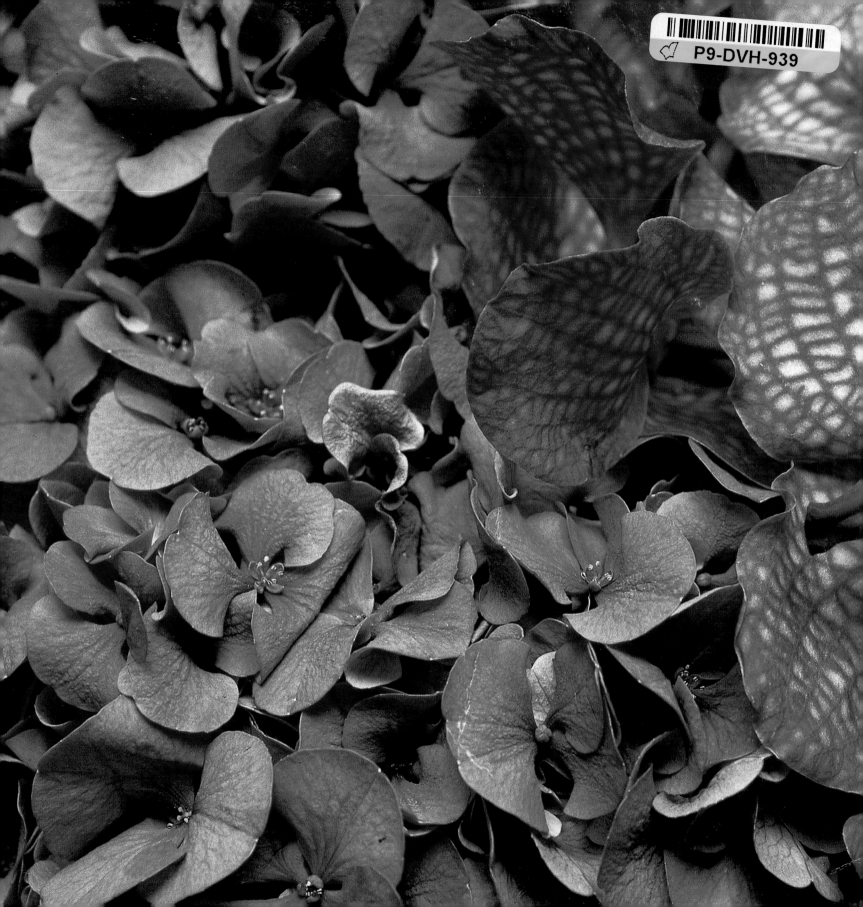

FLOWERS BY JEFF LEATHAM

First published in France by Editions Filipacchi

Copyright © 2002 Filipacchi Publishing, for the present edition

Filipacchi Publishing
1633 Broadway
New York, NY 10019

Graphic design: Lili Neyman
Editorial Direction: Laurence Basset
Editing: Claire Cornubert and Isabelle Lévy
Translation from French: Angela Smeaton

Color separation: Quadrilaser
Printed in France by Pollina - N° L87882B

ISBN: 2 85018 669 4

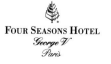

FOUR SEASONS HOTEL
George V
Paris

FLOWERS BY JEFF LEATHAM

TEXT BY MARIE-CLAIRE BLANCKAERT & PHOTOGRAPHS BY GILLES TRILLARD

filipacchi
publishing

C O N T

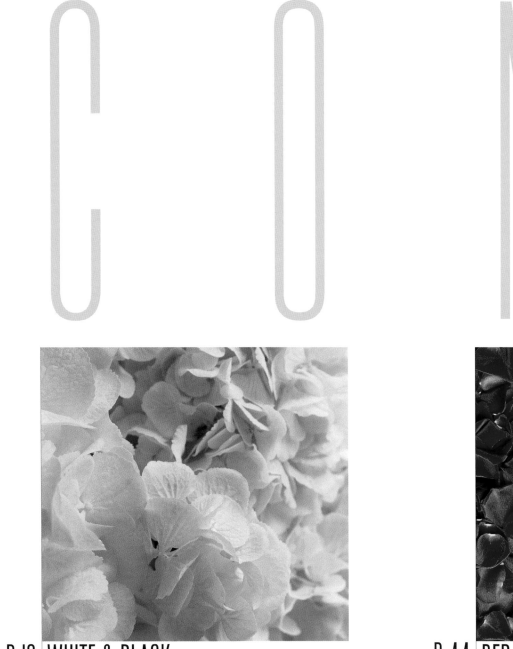

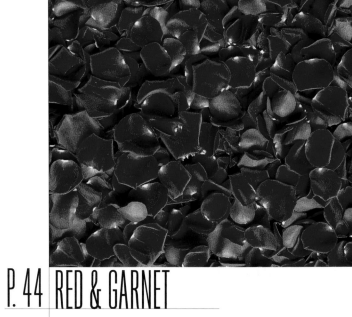

E N T S

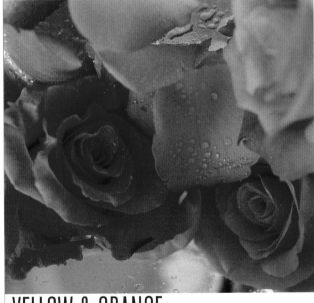

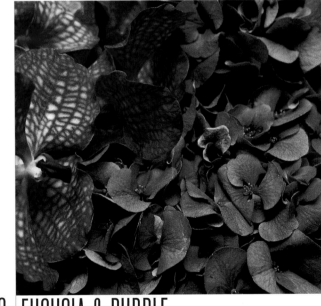

JEFF LEATHAM, FLOWERS REDISCOVERED

In 1995, whilst on a trip to Paris, Jeff Leatham is struck by the beauty of a flower boutique. This was to be the beginning of a long love affair with flowers for this American native of Utah. Upon his return to Los Angeles, Jeff, a former model, turns his hands to floral design. The Four Seasons Hotel at Beverly Hills, renowned for its beautiful flower arrangements, gives him his first break. For four years, Jeff sets his passion free and learns to express his art. The Four Seasons Hotel George V then calls upon his already reputable talent for its reopening in 1999. Since then, Jeff receives up to 15,000 flowers per week to create, with the help of his 7 assistants, around one hundred compositions daily. So who is this American? Although he attributes his inspiration to his father, a self-taught landscape artist, Jeff loves flowers from petal to stem and highlights their indescribable beauty. Refusing repetition, every day there is a new creation. As skilled at the majestic arrangements that adorn the hotel lobby as at the more intimate bouquets such as a bed of roses floating in a glass cube, Jeff Leatham is a master of diversity and invention yet always in harmony. If he feels partial to red, he uses other colors (bright tones in the winter and darker shades in the summer) and he particularly likes to bring out various nuances of color in the monochromatic bouquets he favors.

Moved by orchids, arum lilies and amaryllis whose stems curve graciously, he also has a fondness for tulips and roses. Although he likes to play with the transparency of simple, tall, thin vases out of which bouquets of flowers fall naturally, he is also known to use less conventional vases and candlesticks. At times he also incorporates inanimate objects such as peacock feathers or sculptures which he happily marries to his arrangements or beds of petals. And because "the most beautiful arrangement is often born from a mistake" why not put a rose in a glass of sparkling water where the bubbles are as diamonds around the flower. Jeff Leatham is definitely no ordinary florist. More, a color poet, an audacious decorator of the temporal. Thanks to his generous and unusual creations, he has given the Four Seasons Hotel George V a dimension which is totally out of the ordinary. Never has a hotel seen so many flowers. Here, everything is splendor, light, harmony, such as his arrangements echo the warm tones of the Flemish tapestries outside the elegant restaurant. A charmer and also incredibly charming, attentive and always smiling, Jeff Leatham is turning flowers from being an ornament to becoming a living painting and a necessary presence.

JEFF LEATHAM OU LA FLEUR RETROUVÉE

En 1995, Jeff Leatham, de passage à Paris, tombe en arrêt devant l'étal d'un fleuriste. C'est le début d'une longue histoire d'amour avec les fleurs pour cet Américain natif de l'Utah. De retour à Los Angeles, l'ancien mannequin s'improvise aussitôt styliste floral. Le Four Seasons Hotel de Beverly Hills, reconnu pour ses magnifiques arrangements floraux, lui donne sa chance. Pendant quatre ans, Jeff laisse libre cours à sa passion et apprend à exprimer son art. C'est alors que l'hôtel Four Seasons George V – à l'occasion de sa réouverture en 1999 – fait appel à son talent déjà reconnu. Depuis, il reçoit jusqu'à quinze mille fleurs par semaine pour effectuer, à l'aide de sept assistants, une centaine de compositions par jour. Mais qui est donc cet Américain à Paris ? Bien qu'il attribue son inspiration à son père, artiste paysagiste, Jeff Leatham est avant tout un autodidacte qui aime les fleurs des pétales à la tige et met en lumière leur indiscible beauté. Chaque jour est de fait une nouvelle création, le refus de la répétition. Aussi habile dans les bouquets majestueux qui ornent le hall d'entrée de l'hôtel que dans les compositions intimistes – tel un lit de roses flottant dans un cube de verre –, Jeff Leatham est un maître de la diversité et de l'invention, mais toujours en accord avec l'harmonie. S'il éprouve une prédilection pour le rouge, il travaille cependant toutes les couleurs (teintes lumineuses en hiver, tons plus sombres en été) et en particulier les différentes nuances de chacune d'elles dans les bouquets monochromes qu'il aime à composer. Touché par les orchidées, les arums ou les amaryllis dont les tiges se courbent avec grâce, il n'est pas moins sensible aux tulipes et aux roses. S'il joue avec la transparence de vases simples, longs et fins d'où s'échappe non sans surprise un bouquet de fleurs à la lisière du rebord, il utilise tout aussi volontiers des verrines et des vases aux formes insolites, en guise de contenant. Parfois, il convoque aussi l'inanimé telles ces plumes de paon ou ces sculptures qui se mêlent aux bouquets, aux tapis de pétales. Et puisque « les plus beaux arrangements naissent souvent d'une erreur », pourquoi ne pas mettre une rose dans un verre de Perrier où les bulles forment comme des diamants autour de la corolle ? Jeff Leatham n'est décidément pas un fleuriste ordinaire. Bien plutôt un poète de la couleur, un audacieux décorateur de l'éphémère. Grâce à ses compositions insolites et généreuses, il a su donner au Four Seasons Hotel George V une dimension hors du commun. Jamais un hôtel n'aura vu tant de fleurs. Là, tout est magnificence, lumière, correspondances, comme le reflètent ces arrangements qui font écho au ton chaud des tapisseries des Flandres à l'entrée de l'élégant restaurant. Charmant et charmeur fou, attentif, toujours souriant, Jeff Leatham a su éclairer un écrin, faire des fleurs non plus un ornement, mais un tableau vivant, une présence nécessaire.

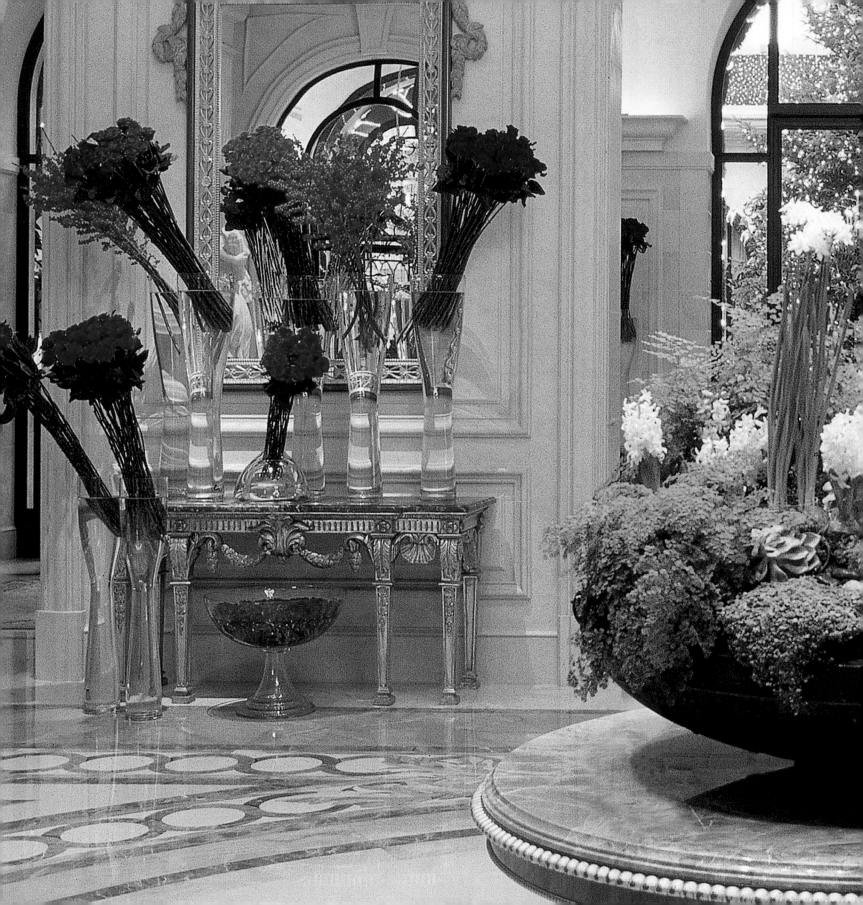

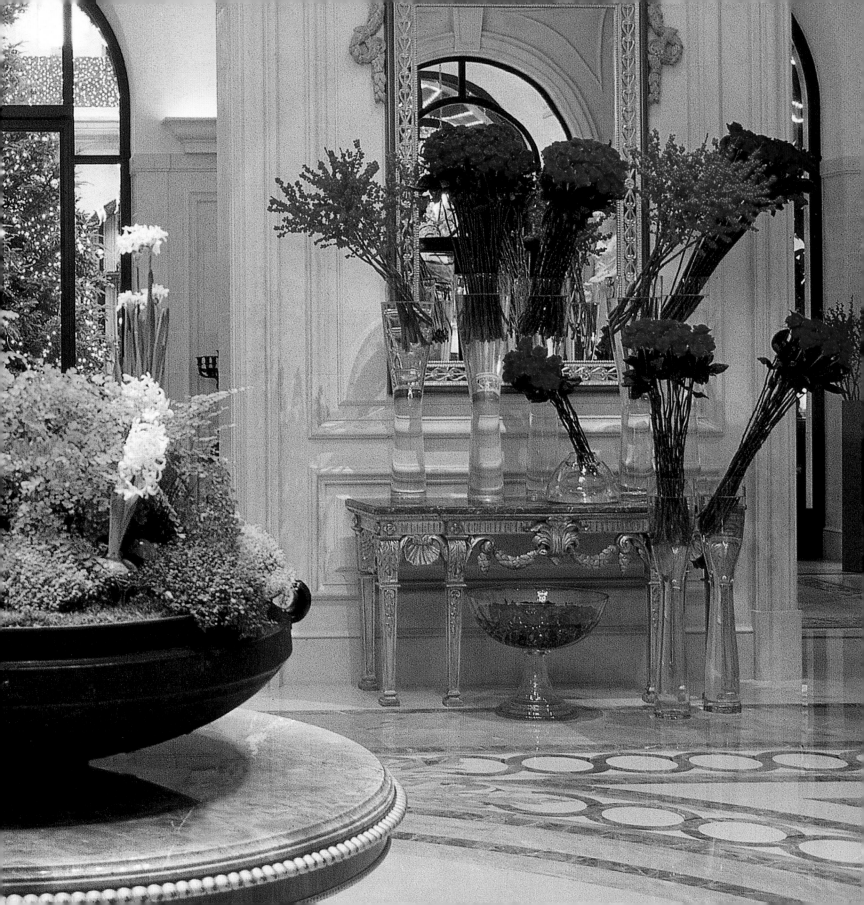

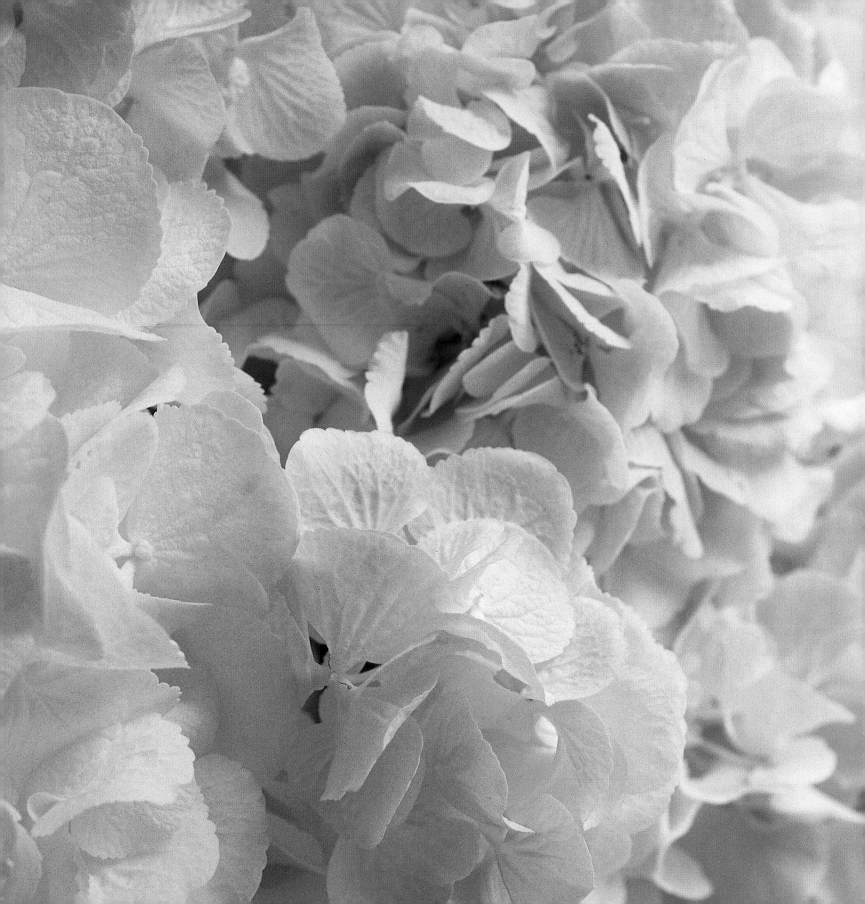

BLANC ET NOIR
WHITE & BLACK

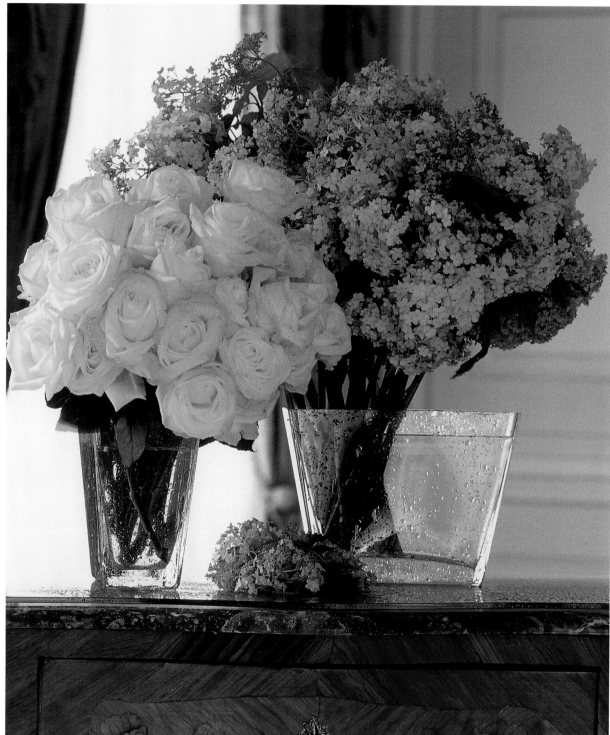

Boules-de-neige
et roses
'Avalanche'
sur une commode
Louis XIV.

Viburnum and
'Avalanche' roses
on a Louis 14th
chest of drawers.

Est-ce pour sa modernité, sa simplicité et sa pureté que Jeff a le goût du blanc ? Que ce soient les roses 'Avalanche', les boules-de-neige, les hortensias ou les cattleyas chers au Swann de Marcel Proust, elles ont l'élégance de l'aristocratie et la couleur du divin. Dans des vases aux formes rondes, oblongues ou triangulaires, dans des vases sur pied ou dans des soliflores, le plus souvent transparents, elles sont parfois négligemment abandonnées sur une console et se reflètent à l'infini dans un miroir en bois doré. Composition en crescendo d'orchidées, de fleurs de lotus et de muguet ou profusion d'amaryllis, de bulbes et de tiges de jacinthes. Comme sur un échiquier où le blanc répond au noir : taccas, appelés aussi chauves-souris, qui s'épanouissent en ombelles, arums d'Afrique et cosmos chocolat pliés dans l'anse d'un vase de pierre.

Is it because of it's modernity, simplicity or purity that Jeff Leatham has a love of white? Whether it be the 'Avalanche' roses, viburnum, hydrangeas or cattleyas which were so dear to Swann in Marcel Proust, they all have the aristocratic elegance and a heavenly color. In round, oblong, or triangular vases, in a pedestal vase or in single flower vases which are most often transparent, they are carelessly placed on a table and are infinitely reflected in a gold-framed mirror. A climbing arrangement of orchids, lotus flowers and lily of the valley or a profusion of amaryllis bulbs and hyacinth bulbs. As on a checkerboard where white repeats black. Taccas blossom into wide blooms and the African arum lilies and chocolate brown cosmos bend into the handle of a stone urn.

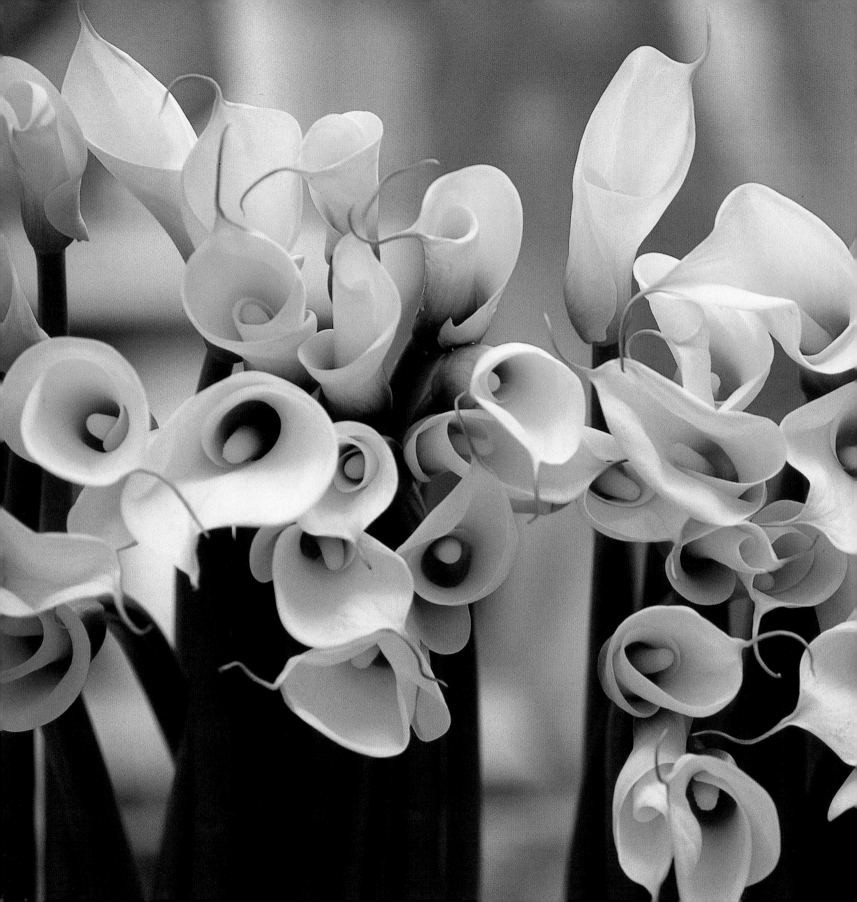

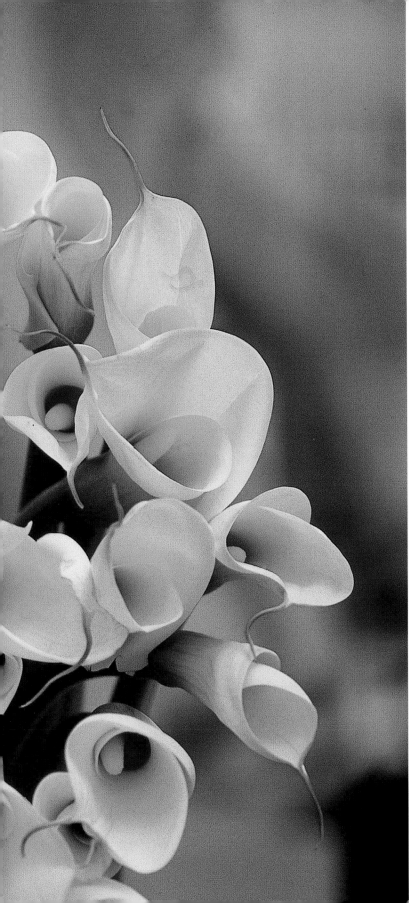

Dans la cour de l'hôtel,
deux bouquets d'arums
blancs 'White Goddess'.

In the hotel courtyard
two bouquets of 'White
Goddess' arum lilies.

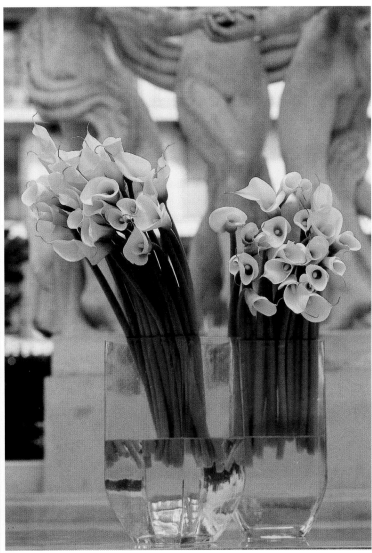

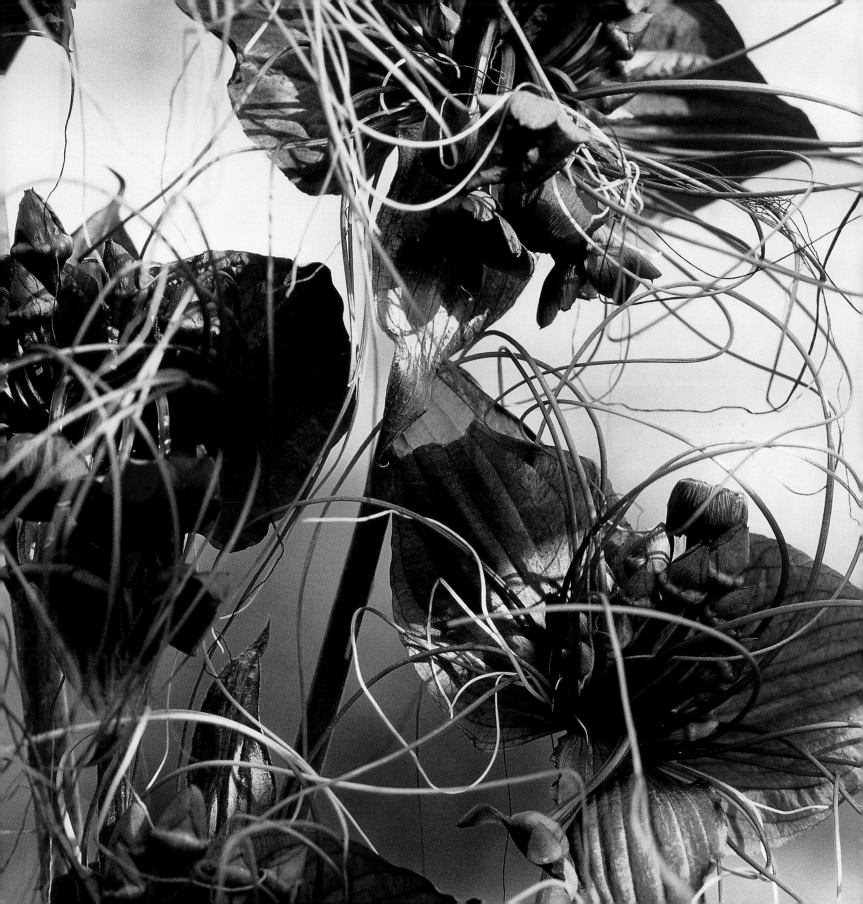

À gauche
Zoom sur les taccas.
Ci-dessous
À gauche Diplocyclos et arums africains.
Au milieu Orchidées 'Americana'
devant des branches de saule.
À droite Taccas.

On the left
Close up on taccas flowers.
Below
On the left Diplocyclos and African arum lilies.
In the middle 'Americana' orchids in front
of some salix branches.
On the right Taccas flowers.

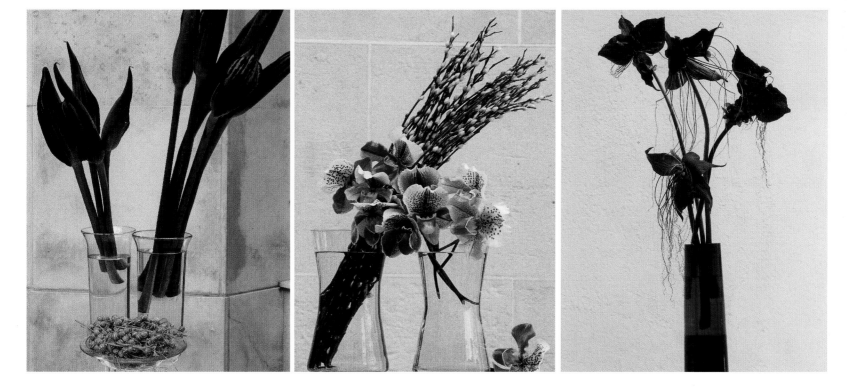

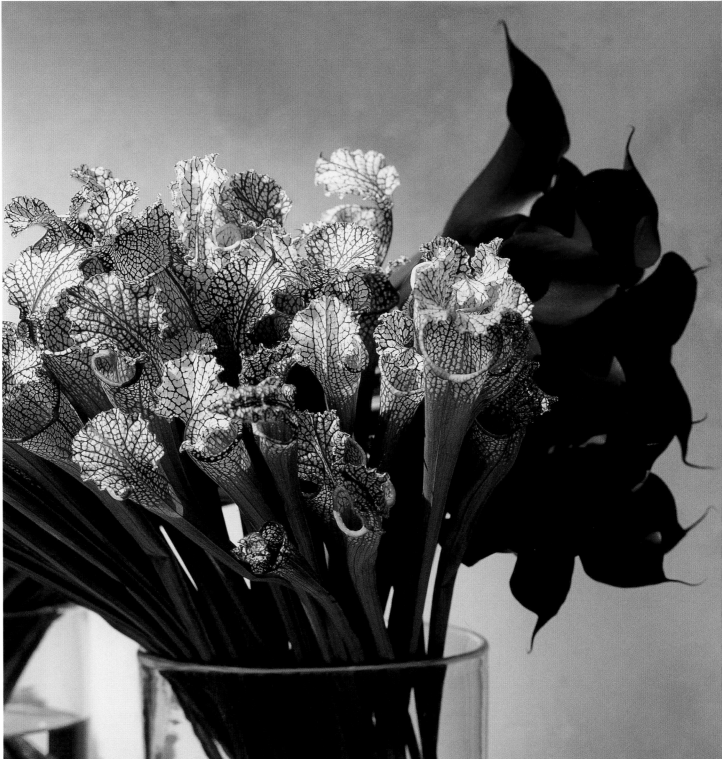

Le rouge sombre
des arums noirs
fait ressortir
les veines
des fleurs
carnivores.

The dark red
of the black arum
lilies bring
out the veins of
the carnivore
flowers.

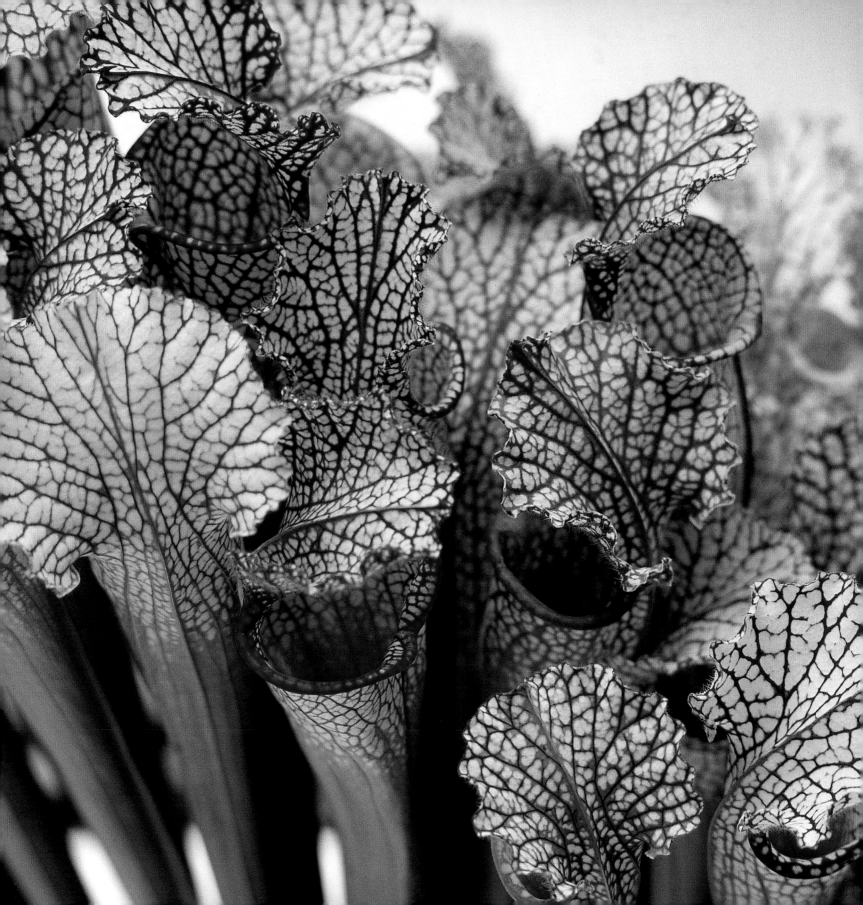

À gauche Fruits de lotus et arums noirs ombrageant des nénuphars à peine éclos.
À droite Nénuphars et fruits de lotus dans un vase tubulaire.

On the left Lotus fruits and black arum lilies fall across the nenuphars.
On the right Nenuphars and lotus fruits in a tubular vase.

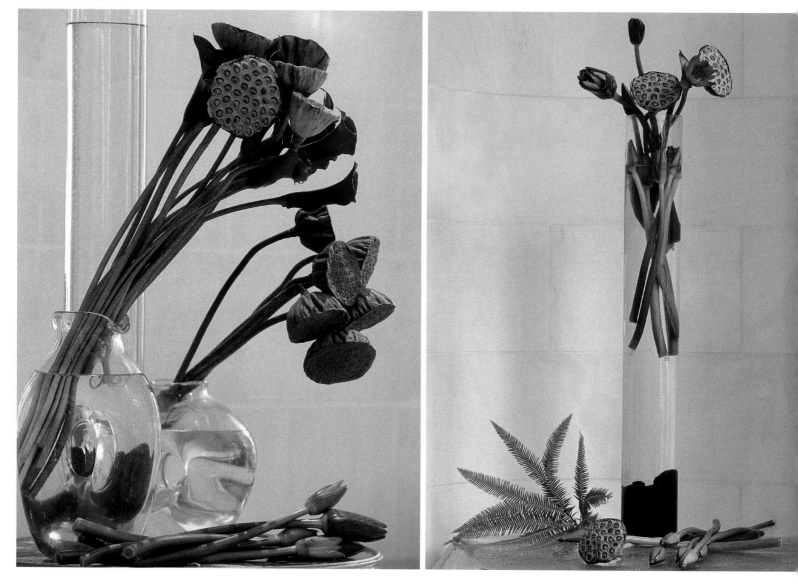

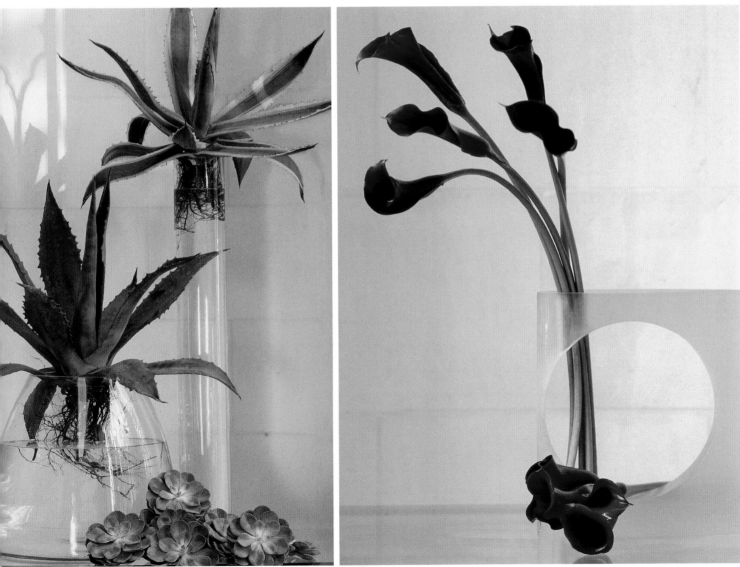

À **gauche** Succulentes et agaves.
À **droite** Arums noirs dans un vase Carré d'Art.

On the left Succulents and agaves.
On the right Black arum lilies in a Carré d'Art vase.

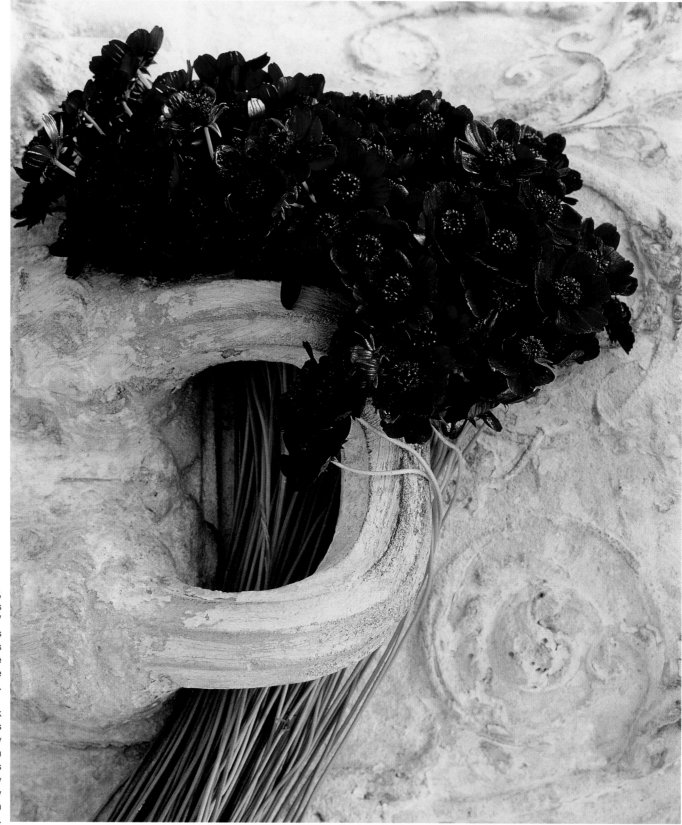

Dans la cour, les cosmos 'Black beauty' se faufilent dans l'anse des urnes en marbre inspirées du style du XVIIIe siècle.

The 'Black beauty' cosmos thread their way through the handles of an early 18th century style urn in the courtyard.

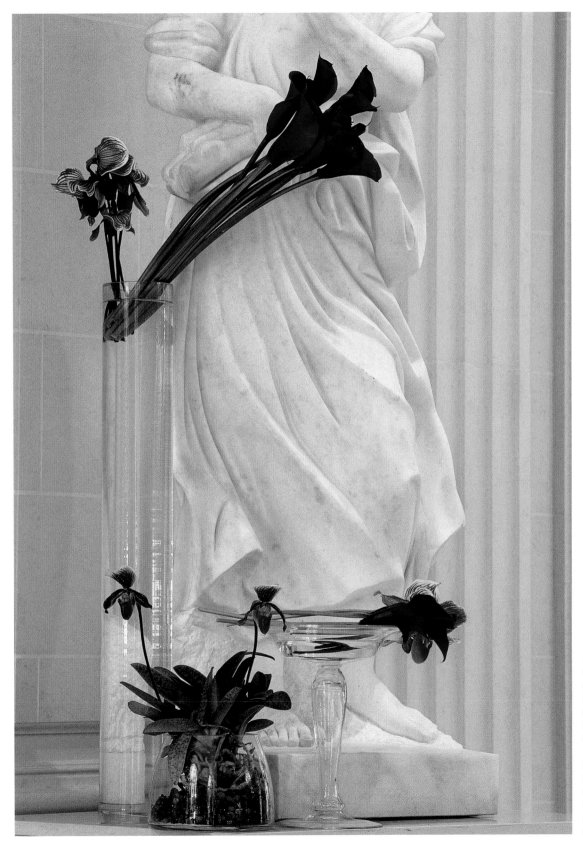

Arums noirs
et orchidées
sombres
contrastent
avec la pâleur
de la statue
symbolisant l'hiver.

Black arum lilies
and dark orchids
contrast
with the pale
statue that
symbolizes winter.

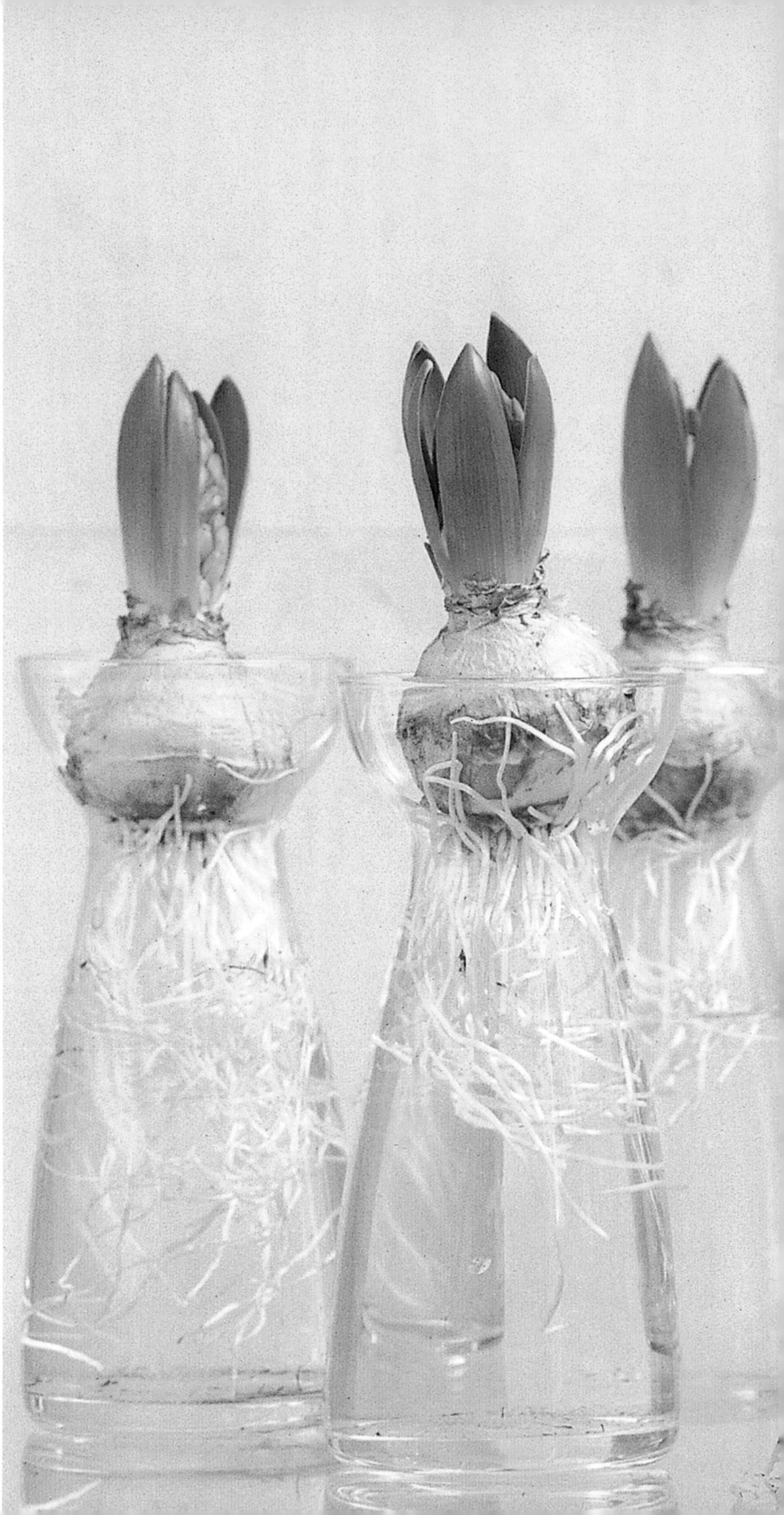

Farandole
de jacinthes
'Carnegie'
fermées
ou légèrement
écloses,
en bulbes
ou en tiges.

A flurry of closed
and slightly
budding white
'Carnegie'
hyacinths.

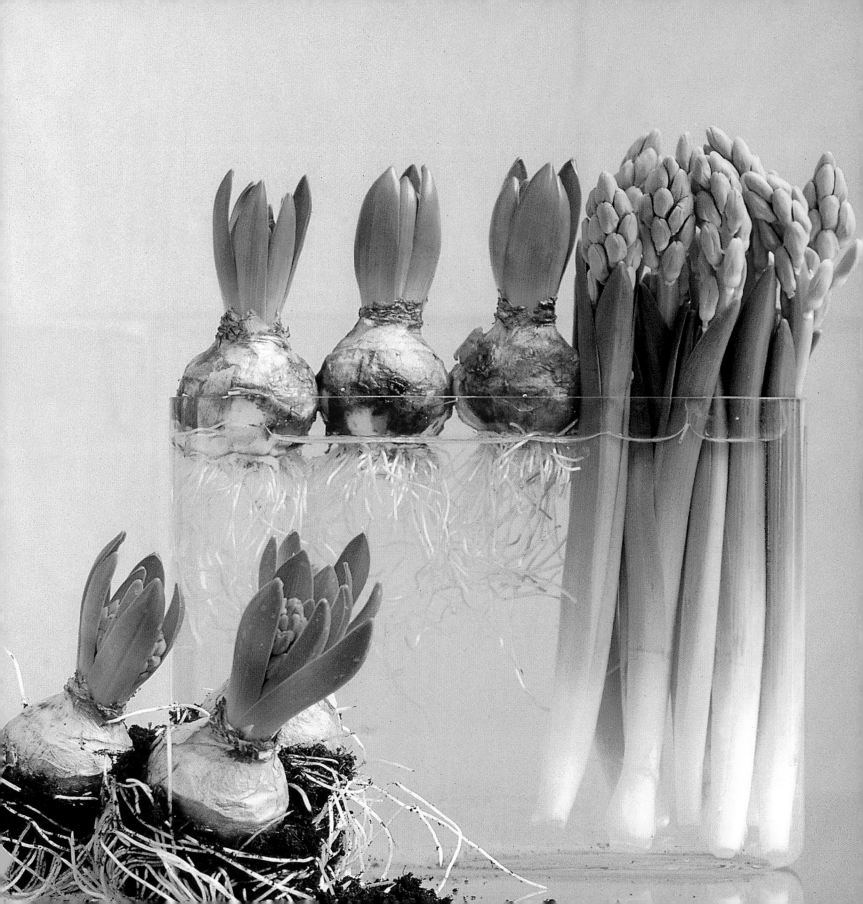

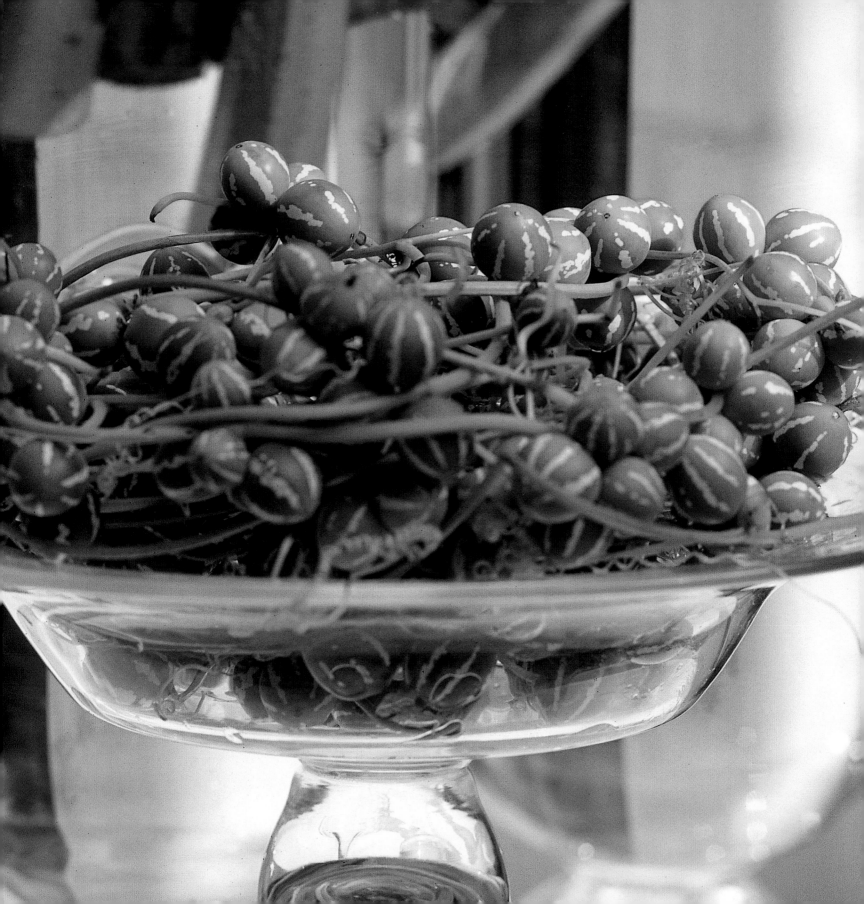

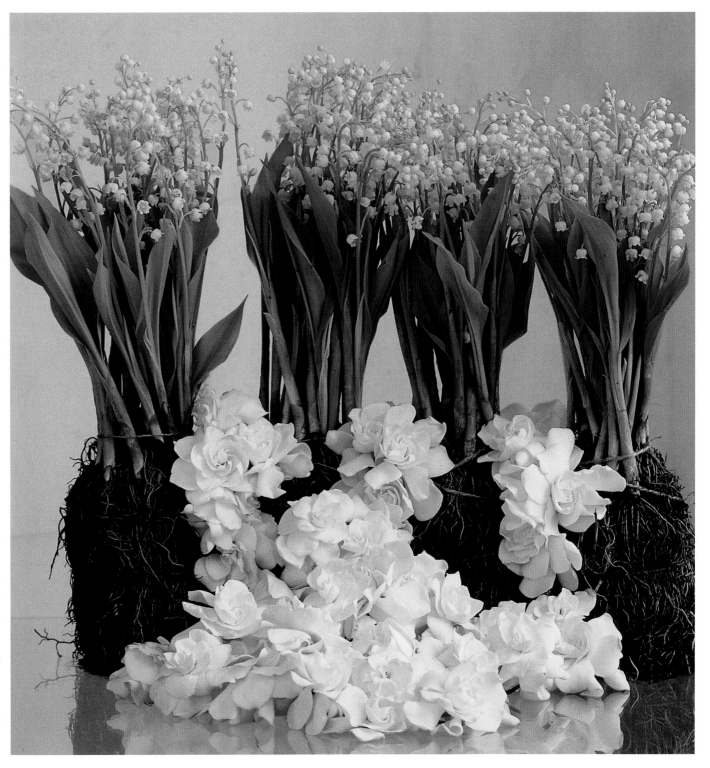

À gauche
Diplocyclos dans
une coupelle.
Ci-contre
Au pied
des racines
de muguet,
des couronnes
de gardénias.

On the left
Diplocyclos in
a pedestal vase.

On this page
Lily of the valley
with a garland
of gardenias.

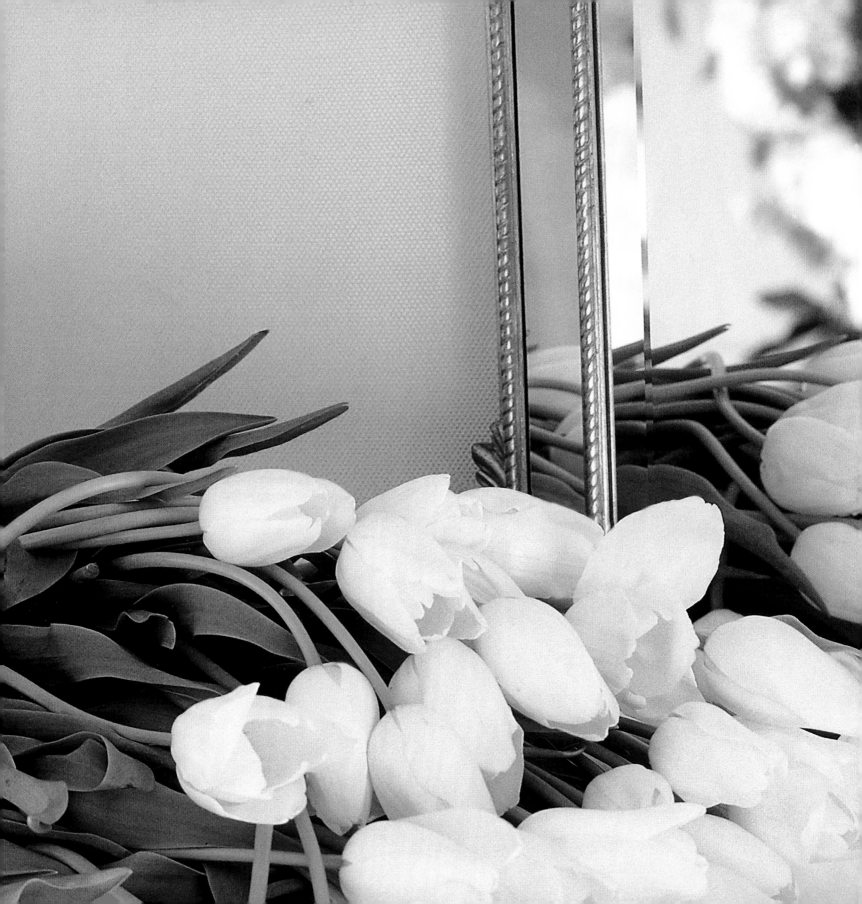

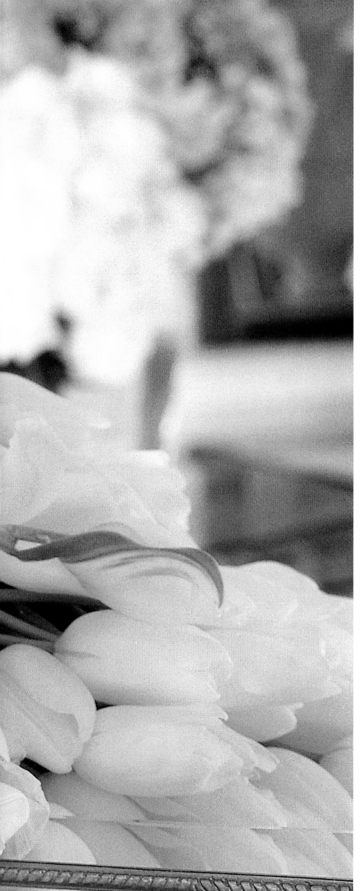

Ci-contre
Les tulipes blanches
'Maureen' sont
simplement posées
devant un miroir.
On this page
White 'Maureen' tulips
are simply placed
in front of a mirror.

Pages suivantes
Les roses 'Avalanche'
ont su garder
la rosée du matin.
On the following pages
'Avalanche'
roses with
morning dew.

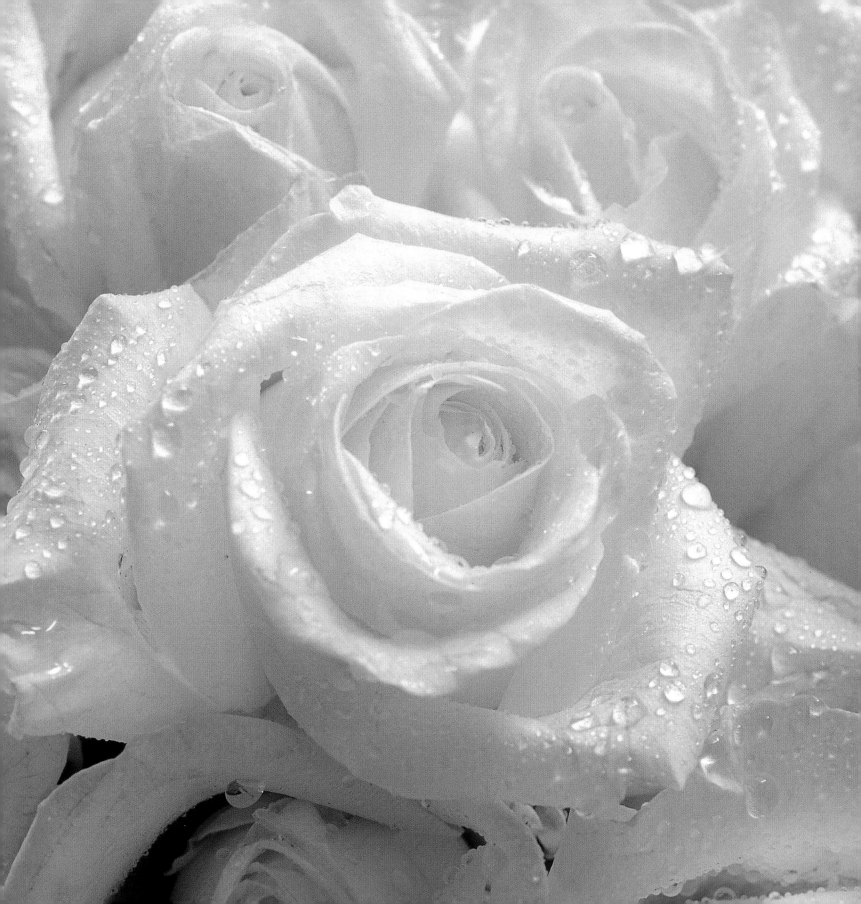

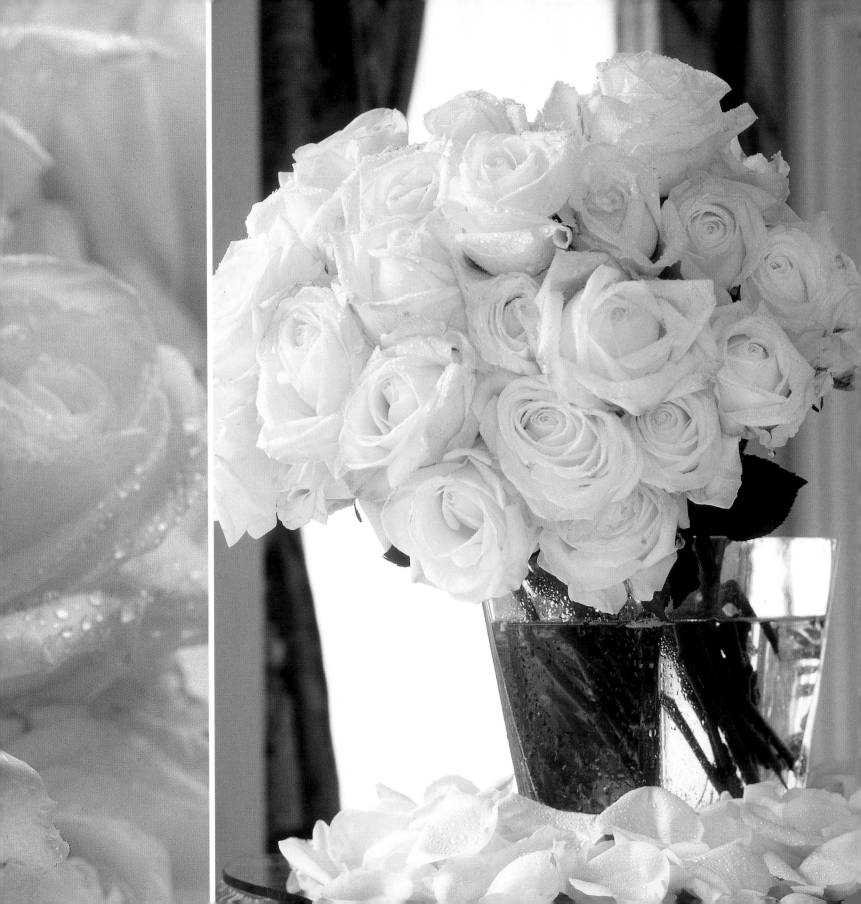

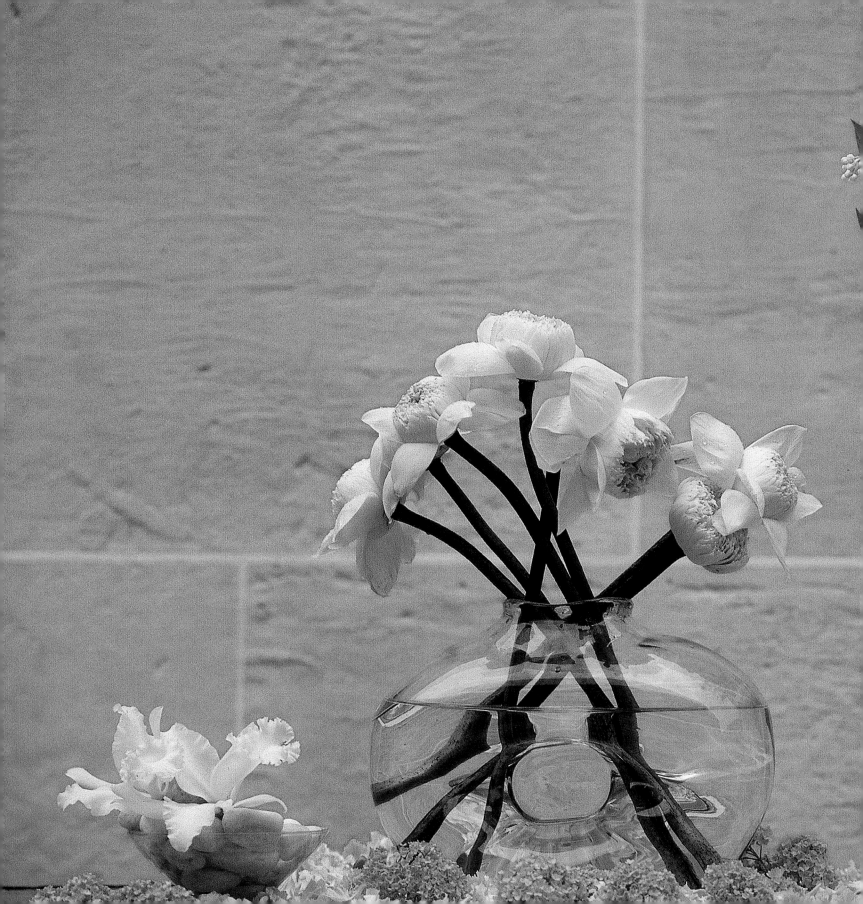

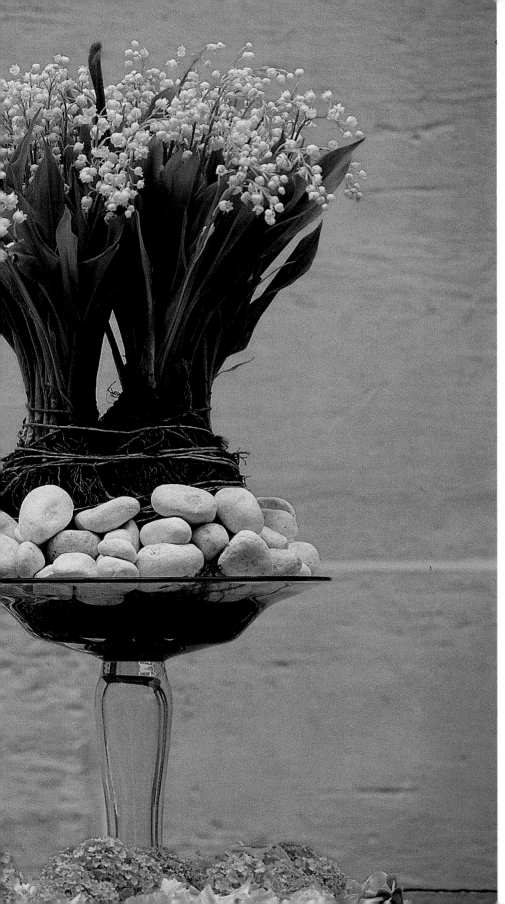

De gauche à droite
Sur un lit
de boules-de-neige,
des cattleyas blancs,
des fleurs de lotus
et du muguet.

From left to right
White cattleyas,
lotus flowers and
lily of the valley
on a bed
of viburnum.

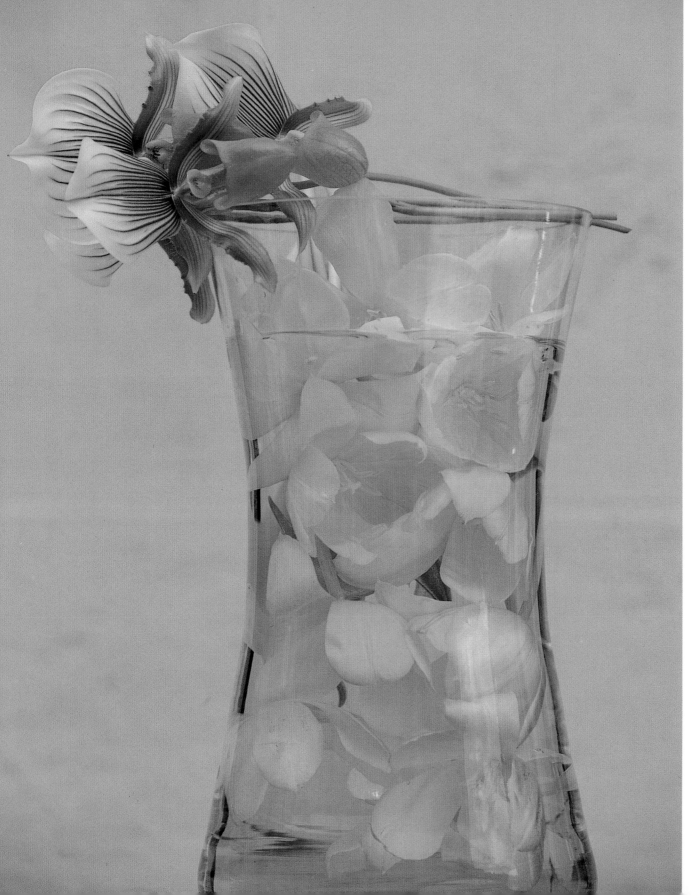

Dans un vase
transparent,
Jeff a immergé
des fleurs
de tulipes
qu'il a recouvertes
de quelques
orchidées 'Maudiae'.

In a glass vase,
Jeff "drowns"
tulips over
which he places
'Maudiae' orchids.

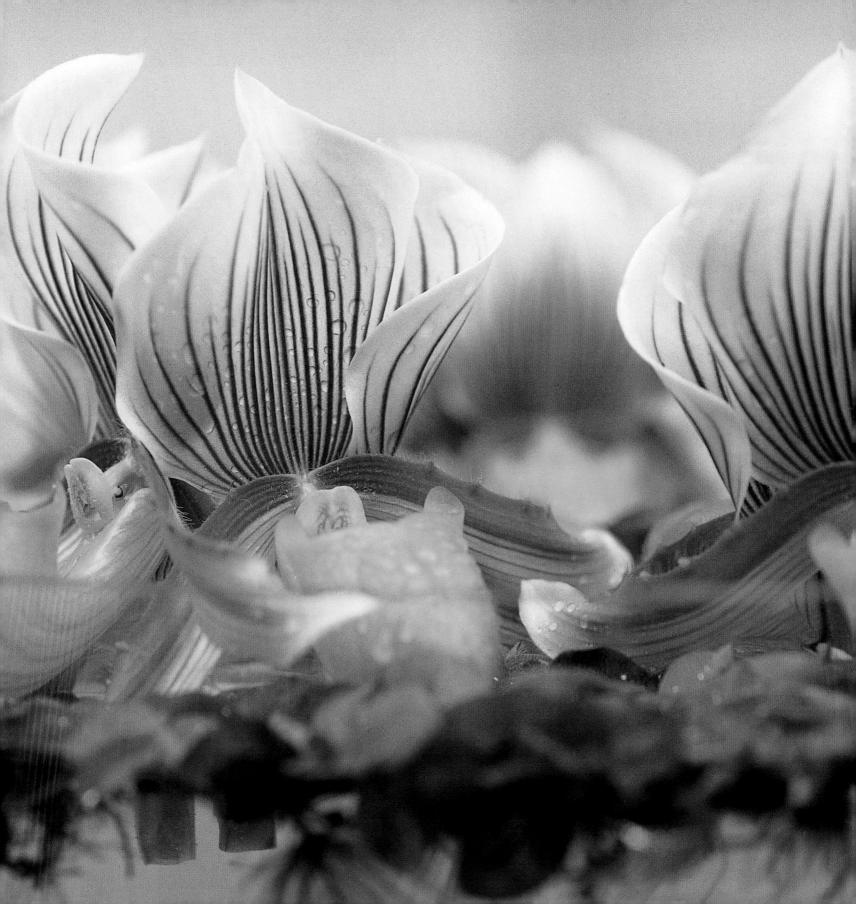

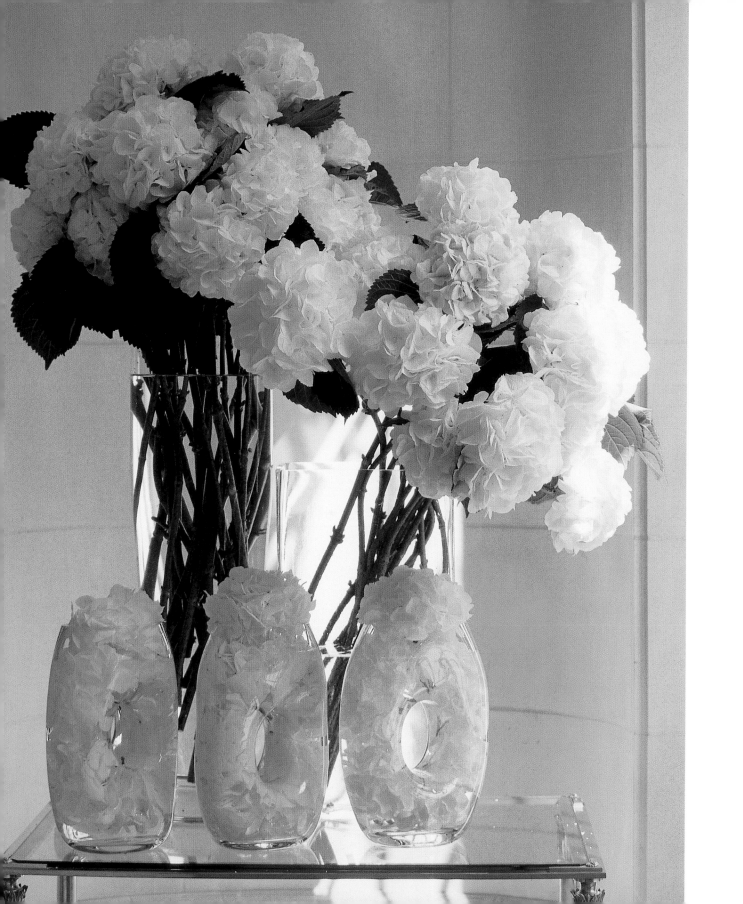

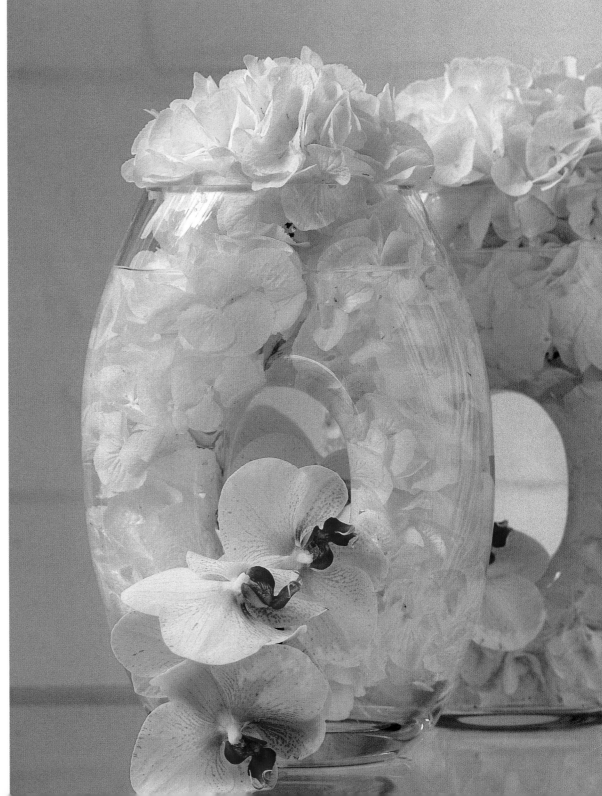

À gauche
Hortensias blancs
dont certaines fleurs
ont été coupées
pour habiter
les trois vases
perforés.
Ci-contre
Pour relier ces vases,
Jeff a posé
une orchidée
'Omega'.

On the left
White hydrangeas
with a few flowers
trimmed to fit
into the three
perforated vases.
On this page
Jeff lays an 'Omega'
orchid to create a link
between the vases.

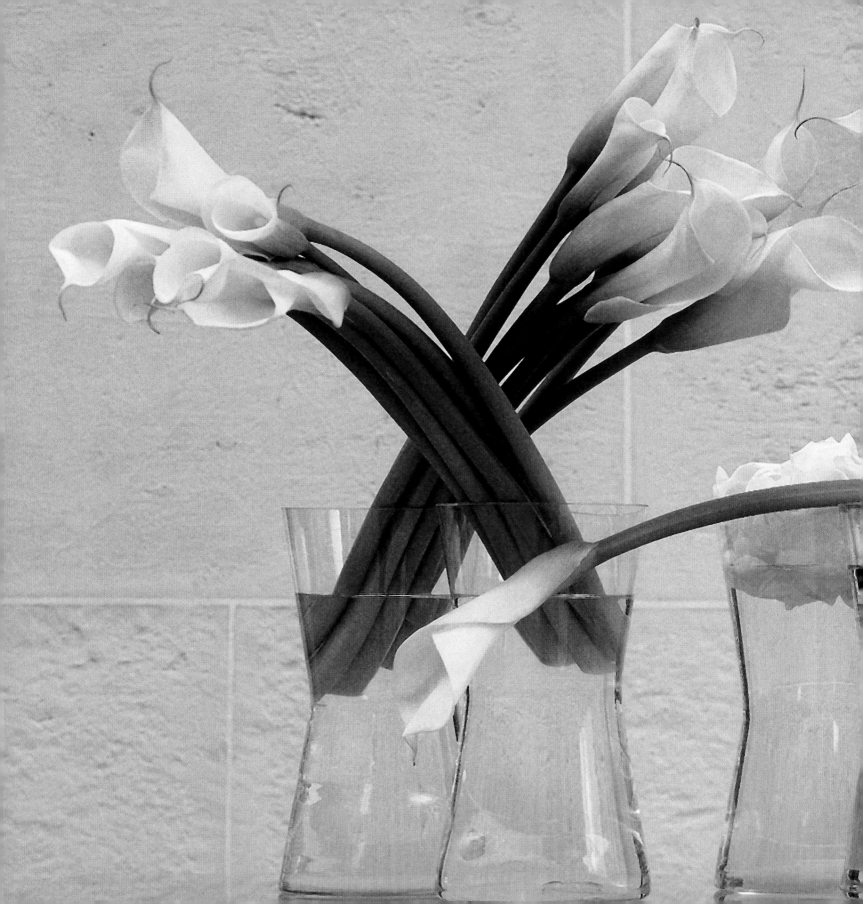

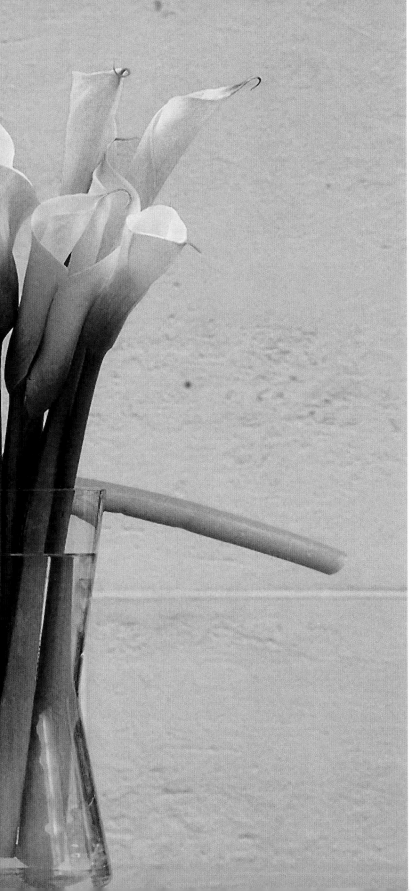

Jeff aime travailler
les courbes
des arums ;
dans l'un des quatre
vases se trouvent
des pétales de roses
'Avalanche'.

Jeff enjoys working
the arum lily's
curves; in one
of the four vases,
there are petals
from 'Avalanche'
roses.

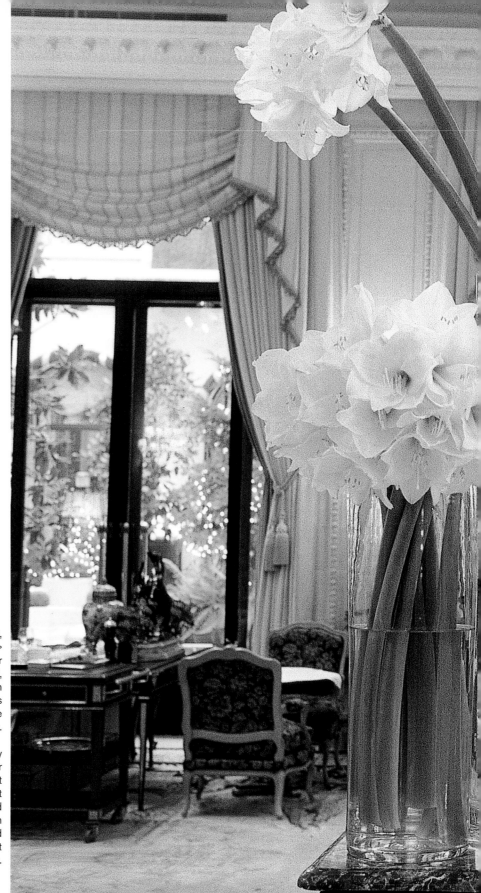

Sur une commode,
dans « La Galerie »
qui relie le bar
au restaurant,
composition
d'amarillys
et de bulbes de
jacinthes blanches.

In the gallery
that links the bar
and the restaurant
an arrangement
of amaryllis and
white hyacinth
bulbs are placed
on a chest
of drawers.

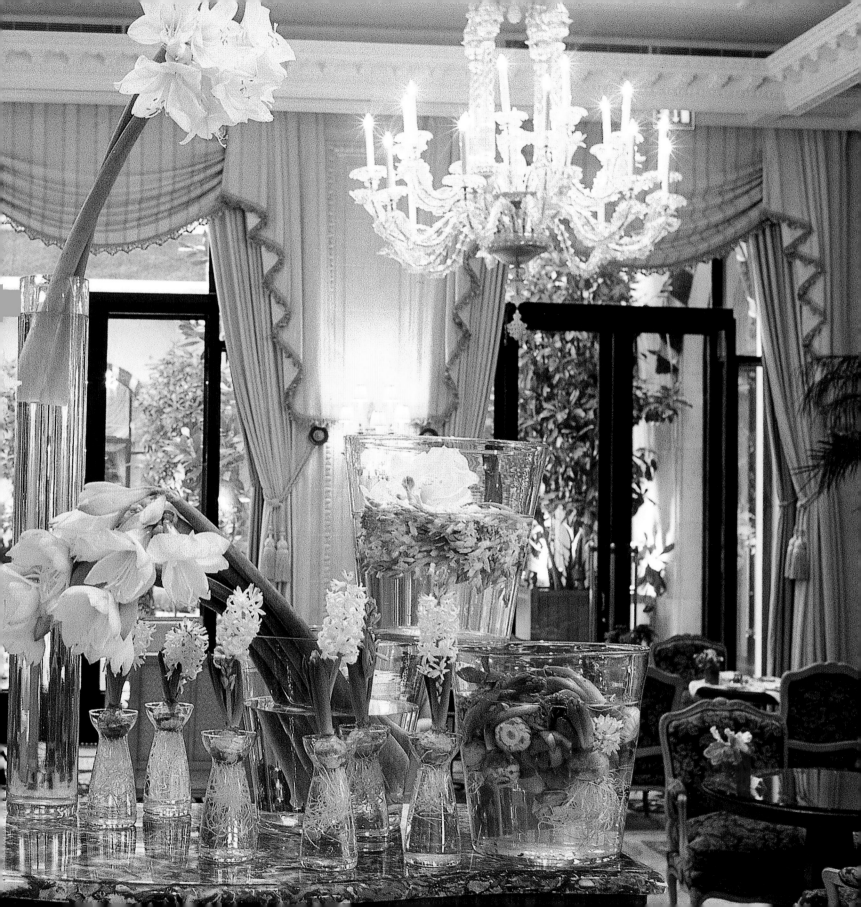

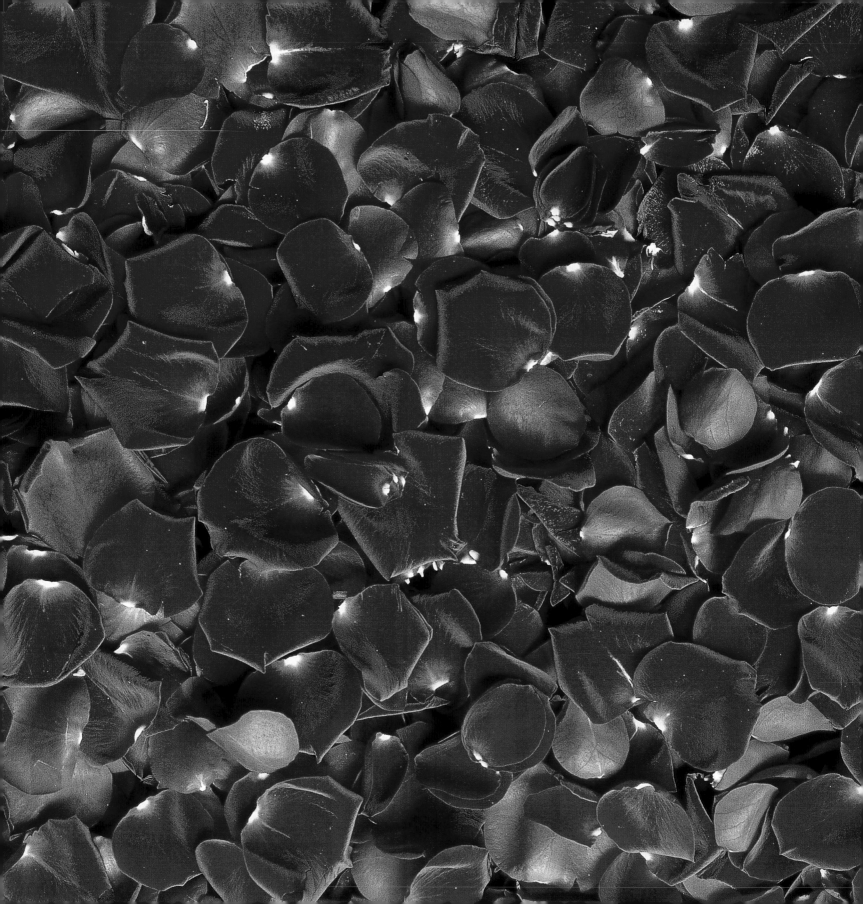

ROUGE ET GRENAT

RED & GARNET

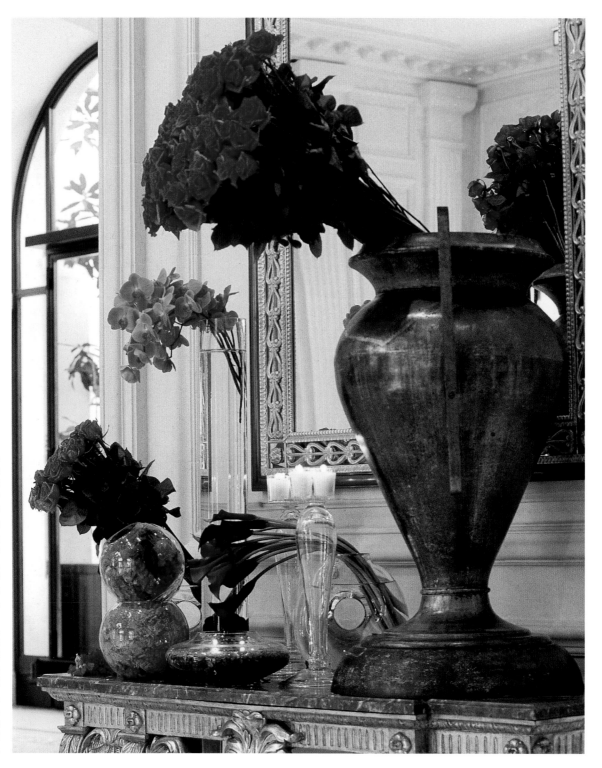

Dans le lobby,
sur une console
en bois doré
(copie du XVIIIe
siècle), mélange
de roses
'Jacaranda',
d'orchidées
'Cerise',
d'œillets roses
et bordeaux
et d'arums noirs.

In the lobby,
on a 18th century
style gold
wooden table
an arrangement
of 'Jacaranda' roses,
'Cerise' orchids,
red and purple
carnations and
black arum lilies.

Rouge fraise, rouge framboise, rouge cerise, carmin, vermeil, garance et pourpre, cette couleur est toujours chez Jeff éclatante. Ce n'est pas un hasard puisque c'est celle du sang et de la vie : œillets, dahlias immergés dans des vases boules, amaryllis et roses posées dans des coupes ou délaissées sur du gravillon blanc, tapis de pétales illuminés le soir par des bougies. Bouquets intimistes sur une table ou dans une chambre, compositions plus théâtrales dans des vases translucides où les rouges luttent et se complètent. Parfois, pour animer la scène et lui donner une touche d'humour, Jeff ira jusqu'à glisser des poissons rouges dans l'eau. Ailleurs, en guise de toile de fond à des roses 'Baccara', il pose sur une console de marbre une multitude de vases tubulaires.

Strawberry red, raspberry red, cherry red, crimson and ruby, this color is always boldly present in Jeff Leatham's work. This is not simply coincidence as it is also the color of blood and life: carnations, dahlias submerged in bowls, amaryllis and roses placed on top of a dish or abandoned on white pebbles, a bed of petals lit by candles at night. Intimate bouquets on a table or in the guestrooms, more theatrical arrangements in clear vases where the different reds compete and complement each other. Sometimes, to liven up the scene and lighten it, Jeff even sneaks a fish into the bowls. Elsewhere, to create a canvas, he places a multitude of long tubular vases on a marble table as a background for his 'Baccara' roses.

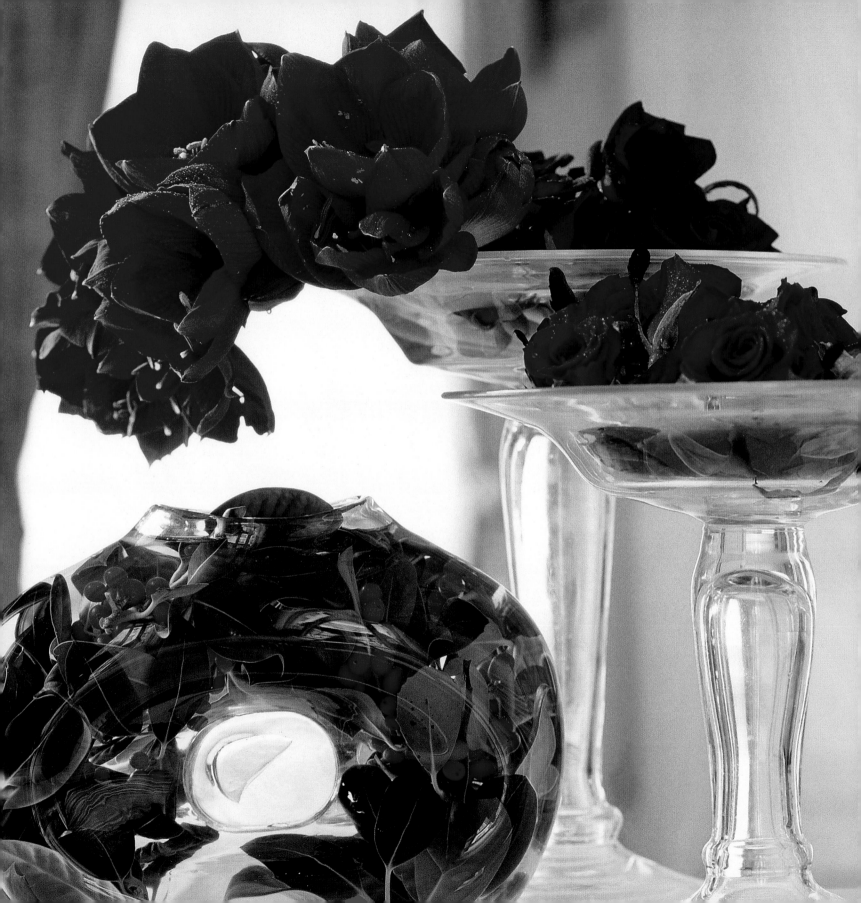

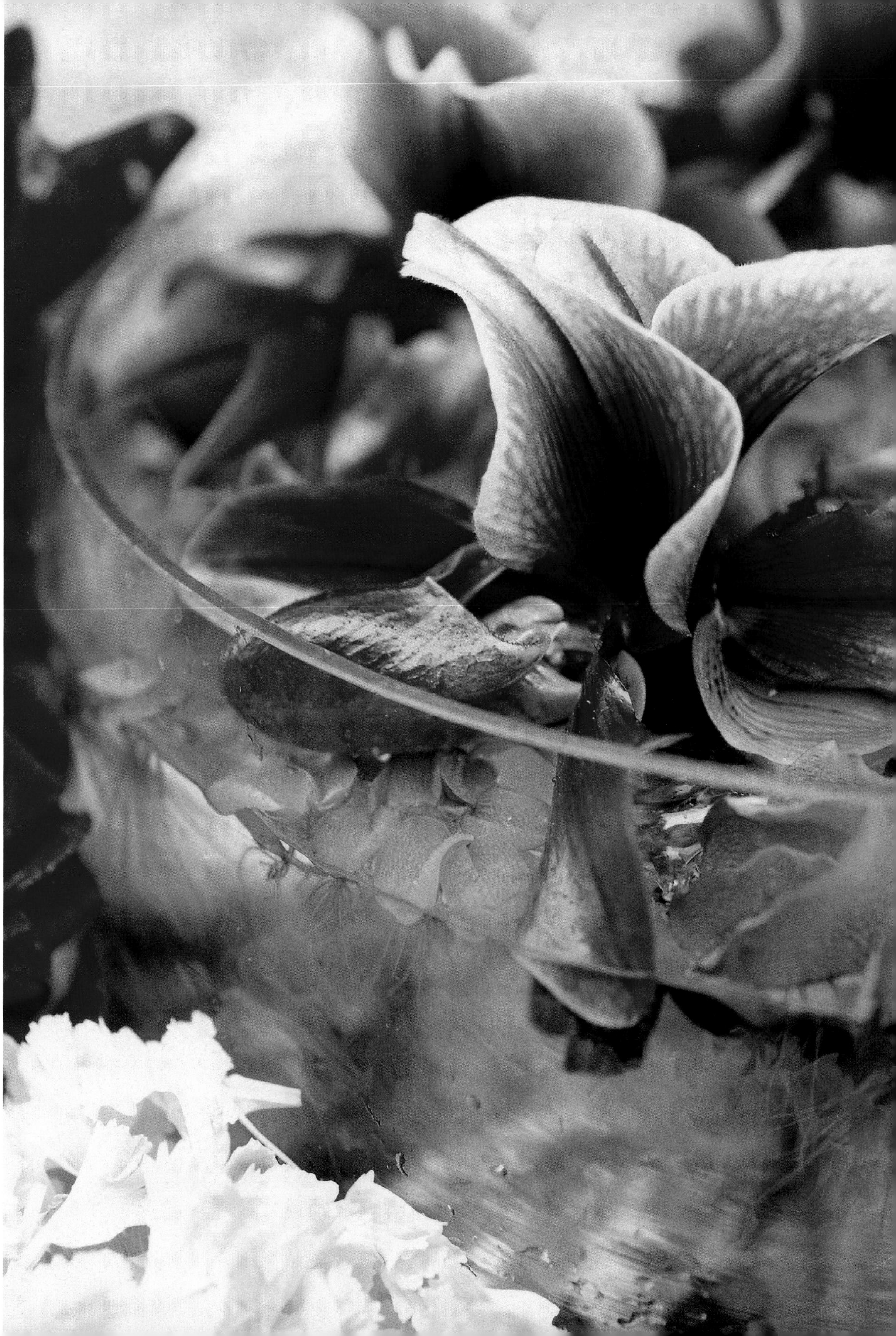

À gauche
Dans des coupelles
en verre, roses
'Black Baccara'
et 'Royal Baccara'
et amaryllis rouges.
Dans un vase
circulaire,
le houx avec
ses baies rouges
est immergé
dans l'eau.
Ci-contre
Les orchidées 'King
Arthur' sont mêlées
aux jacinthes d'eau.

On the left
In glass bowls,
'Black Baccara'
roses, 'Royal
Baccara' roses
and red amaryllis.
In a round vase,
holly with its'
red berries
is submerged
in water.
On this page
'King Arthur' orchids
are mixed with
aquatic plants.

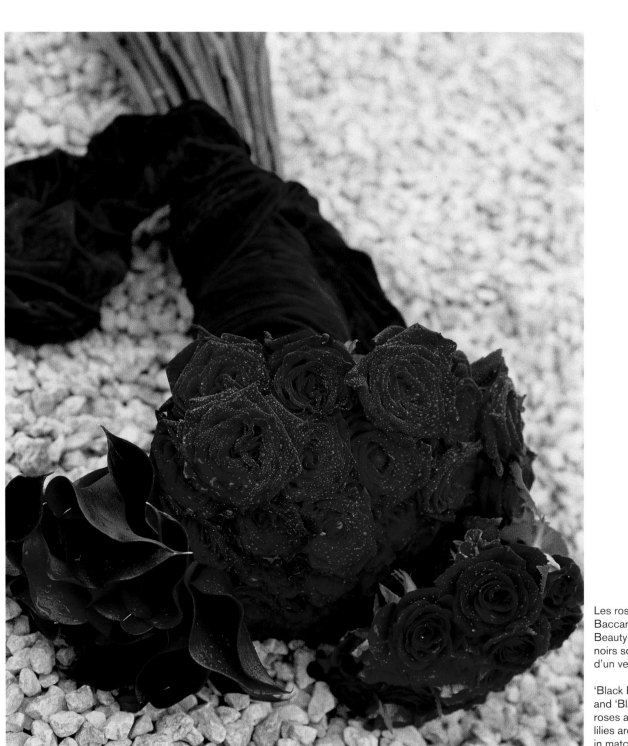

Les roses 'Black Baccara' et 'Black Beauty' et les arums noirs sont entourés d'un velours ton sur ton.

'Black Baccara' and 'Black Beauty' roses and black arum lilies are wrapped in matching velvet.

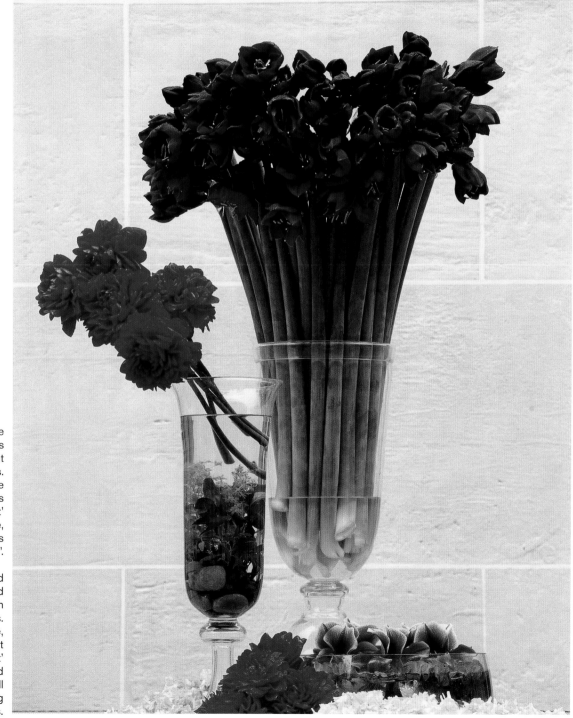

Dans le vase de gauche
qui accueille les dahlias
rouges se trouvent
de petits poissons.
Au centre, un immense
bouquet d'amaryllis
'Royal Velvet'
et, dans la coupe basse,
des orchidées
'King Arthur'.

Small fish are added
to the left hand
vase with
the red dahlias.
In the middle,
a huge bouquet
of 'Royal Velvet'
amaryllis and
in the small
vase, 'King
Arthur' orchids.

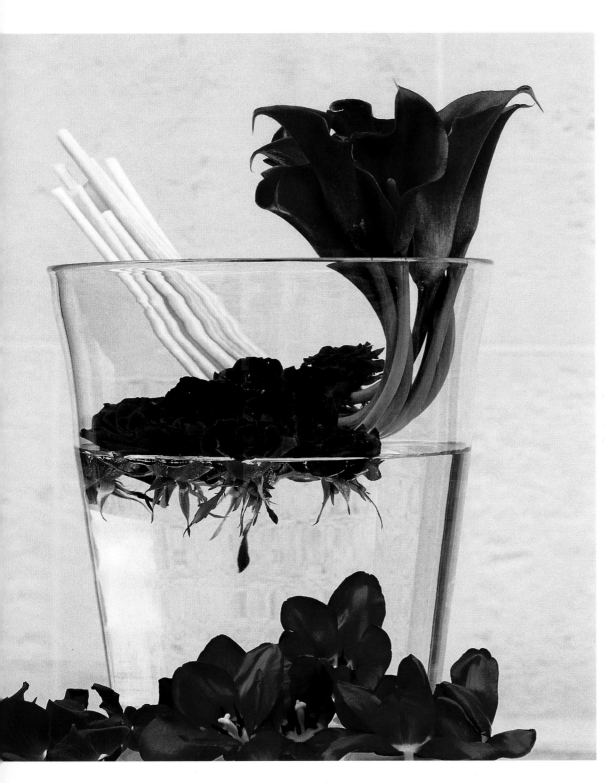

Ci-contre
Dans un seau
en verre,
Jeff a mélangé
les arums rouges
et les roses 'Black
Baccara'. Déposées
au pied du bouquet,
quelques fleurs
de tulipes 'Ronaldo'.
À droite
Soupe de dahlias
rouges dans
un vase boule.

On this page
In a glass bucket,
Jeff has mixed
red arum lilies
and 'Black
Baccara' roses.
At the base
of the arrangement
'Ronaldo' tulips.
On the right
A "soup" of red
dahlias in a bubble
bowl.

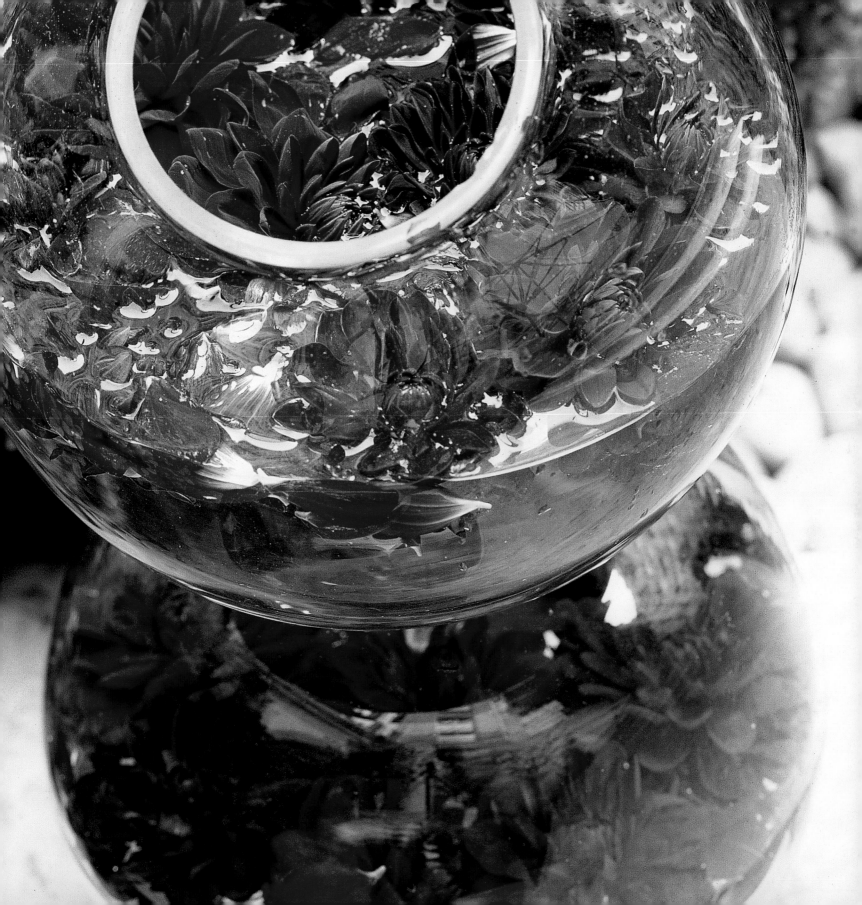

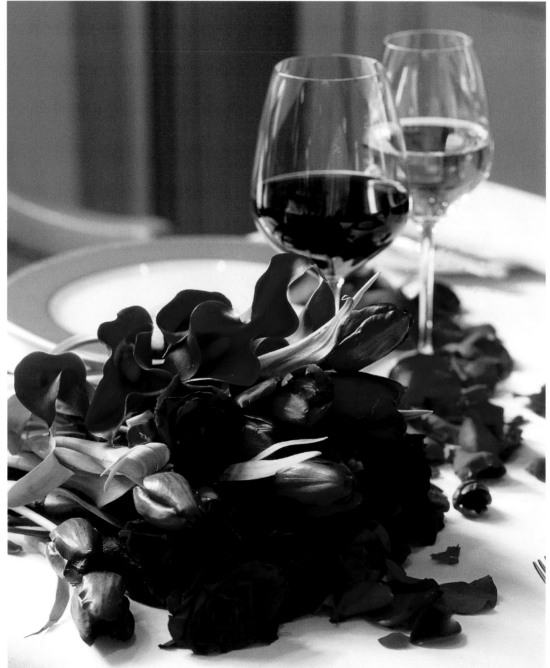

Sur une table
du restaurant
Le Cinq,
coordonnés
au verre de
Bordeaux rouge,
quelques roses
'Black Beauty',
tulipes 'Ronaldo'
et arums rouges.

'Black Beauty'
roses, 'Ronaldo'
tulips and red
arum lilies match
the glass of
red Bordeaux
in the restaurant
Le Cinq.

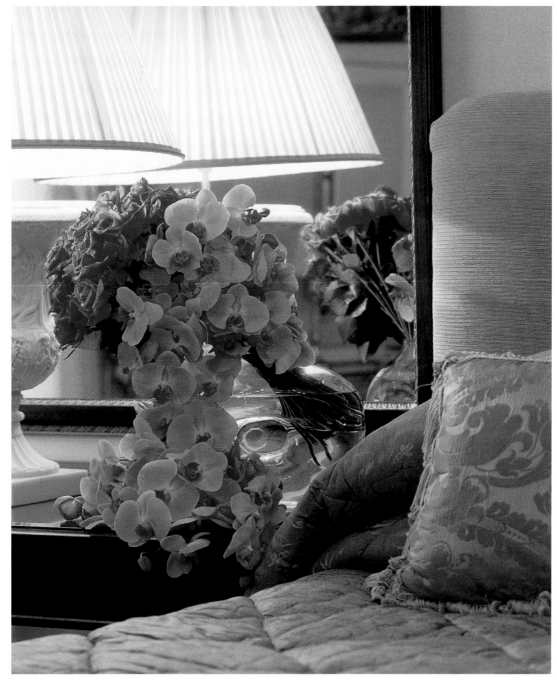

Ci-contre
Dans une
des chambres,
orchidées 'Cerise'
et roses 'Jacaranda'.
On this page
'Cerise' orchids
and 'Jacaranda'
roses in one
of the bedrooms.

Pages suivantes
Roses 'Jacaranda'
et tulipes
perroquets
'Rococo'.
**On the following
pages**
'Jacaranda' roses
and 'Rococo'
parrot tulips.

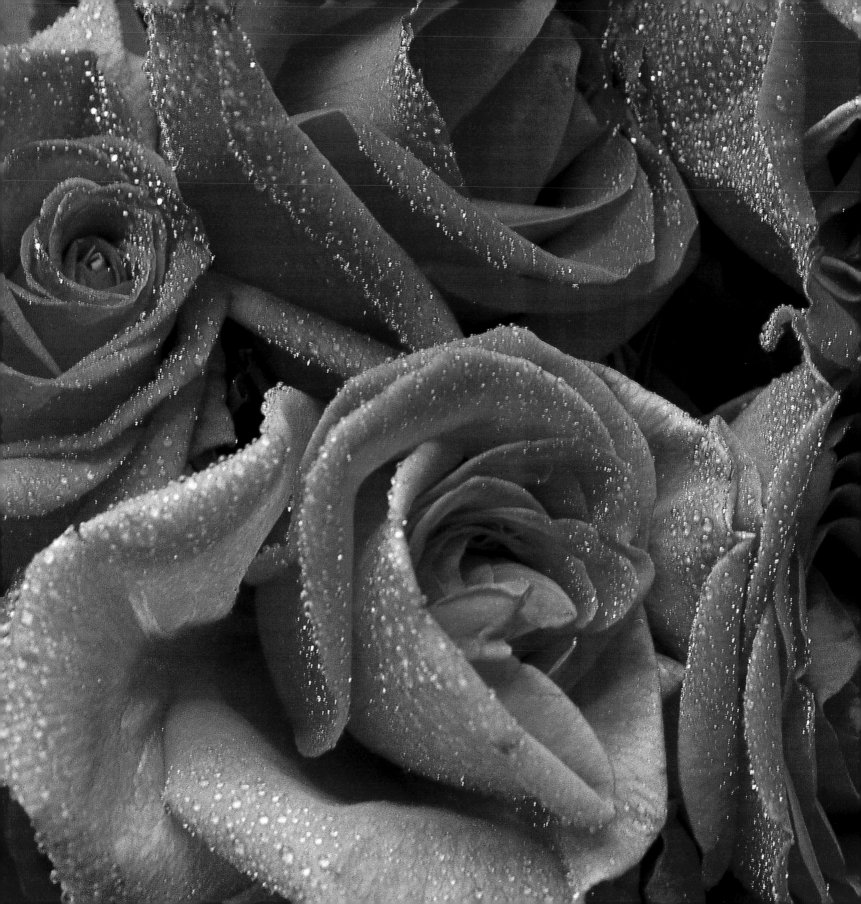

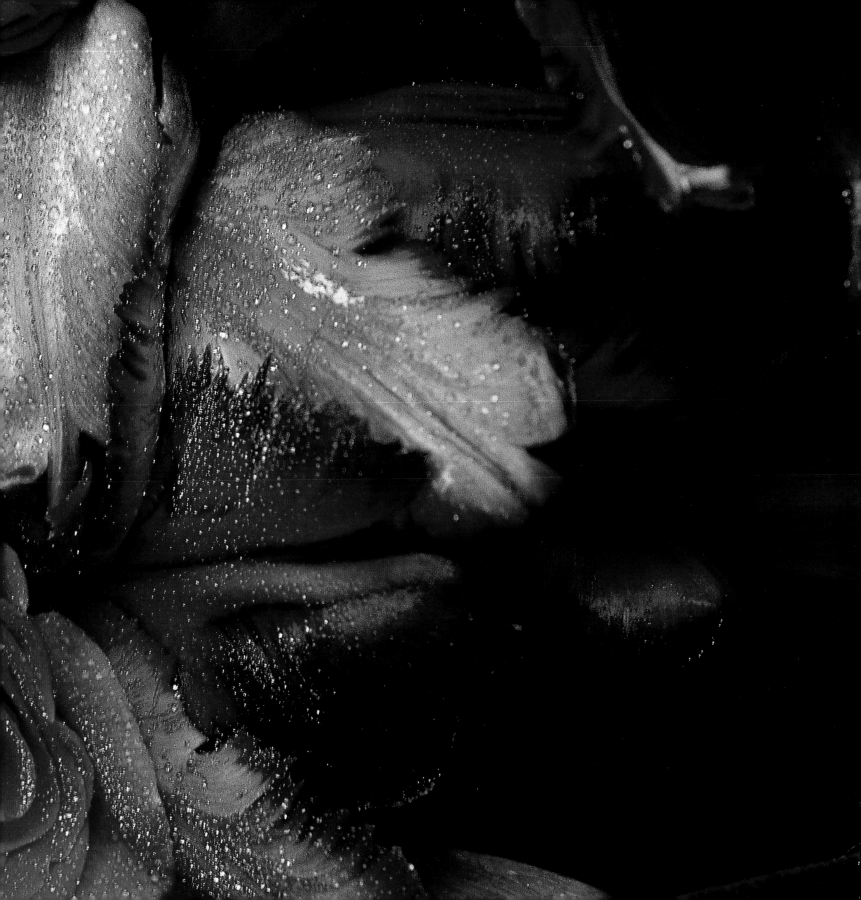

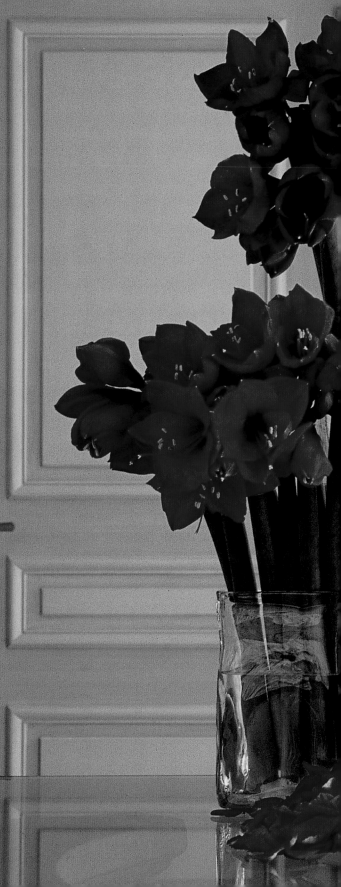

Ci-contre
Dans le hall d'entrée,
vases remplis de houx
et de roses
'Black Baccara'
et 'Royal Baccara'.
À droite
Se reflétant
sur la table en verre
transparente,
des amaryllis 'Royal
Velvet' et 'Hercules',
des arums noirs
et des pétales
de roses 'Jacaranda'.

On this page
Vases filed with ilex,
'Black Baccara'
and 'Royal
Baccara' roses
in the entrance hall.
On the right
'Royal Velvet'
and 'Hercules'
amaryllis in various
tones of red, black
arum lilies and
'Jacaranda' rose
petals are reflected
in the glass table.

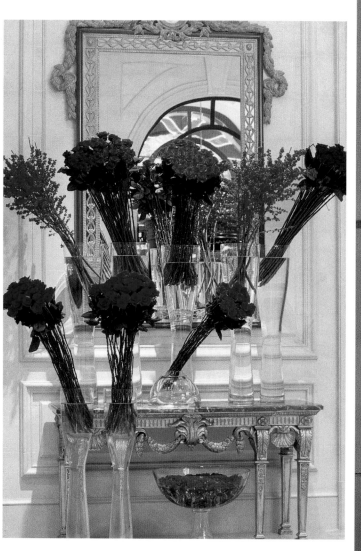

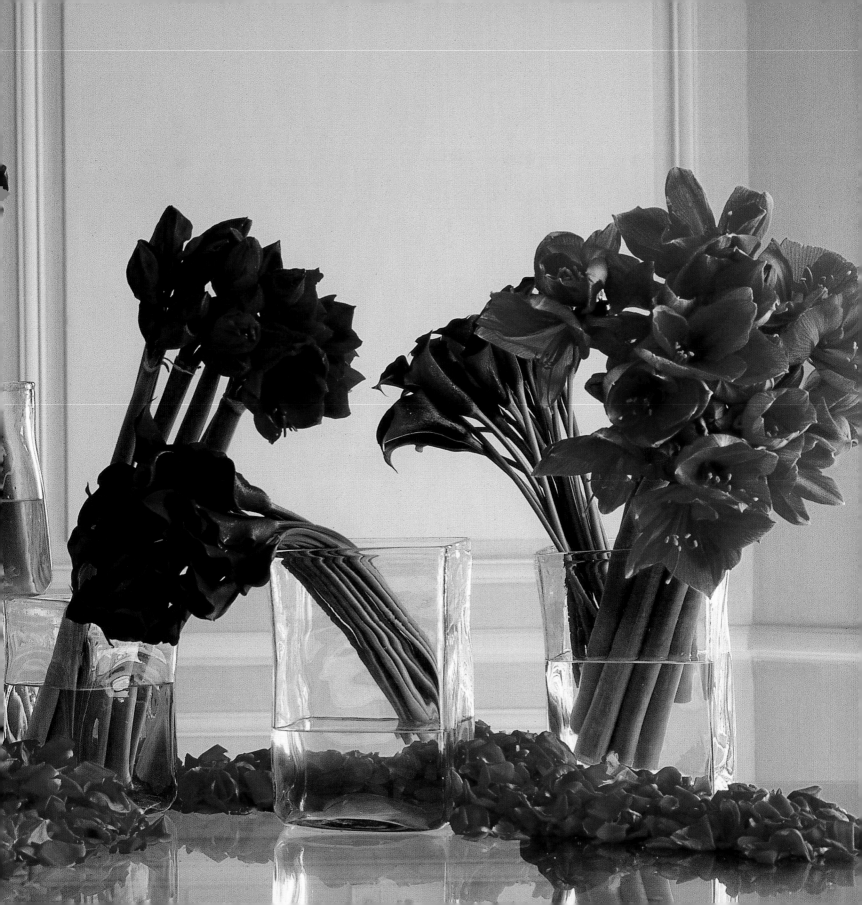

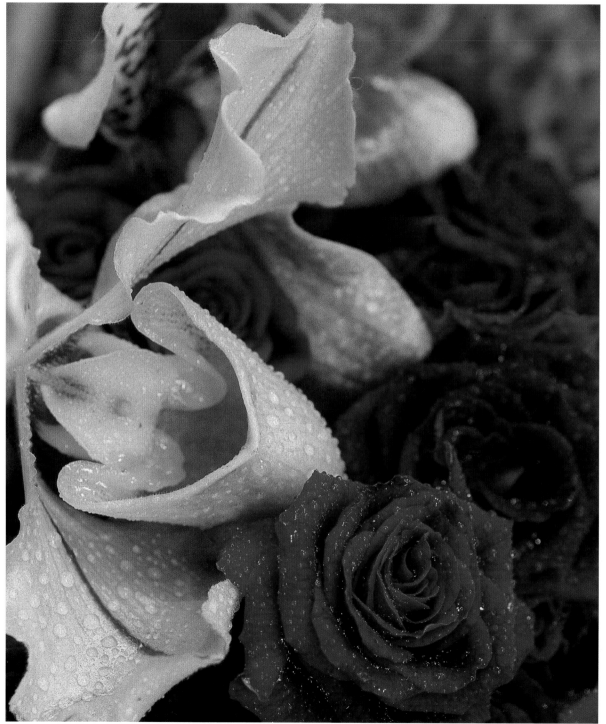

Ci-contre
Roses
'Black Beauty'
et orchidées
'Americana'.
À droite
Roses
'Black Beauty'
et 'Grand Prix'.

On this page
'Black Beauty'
roses and
'Americana'
orchids.
On the right
'Black Beauty'
and 'Grand
Prix' roses.

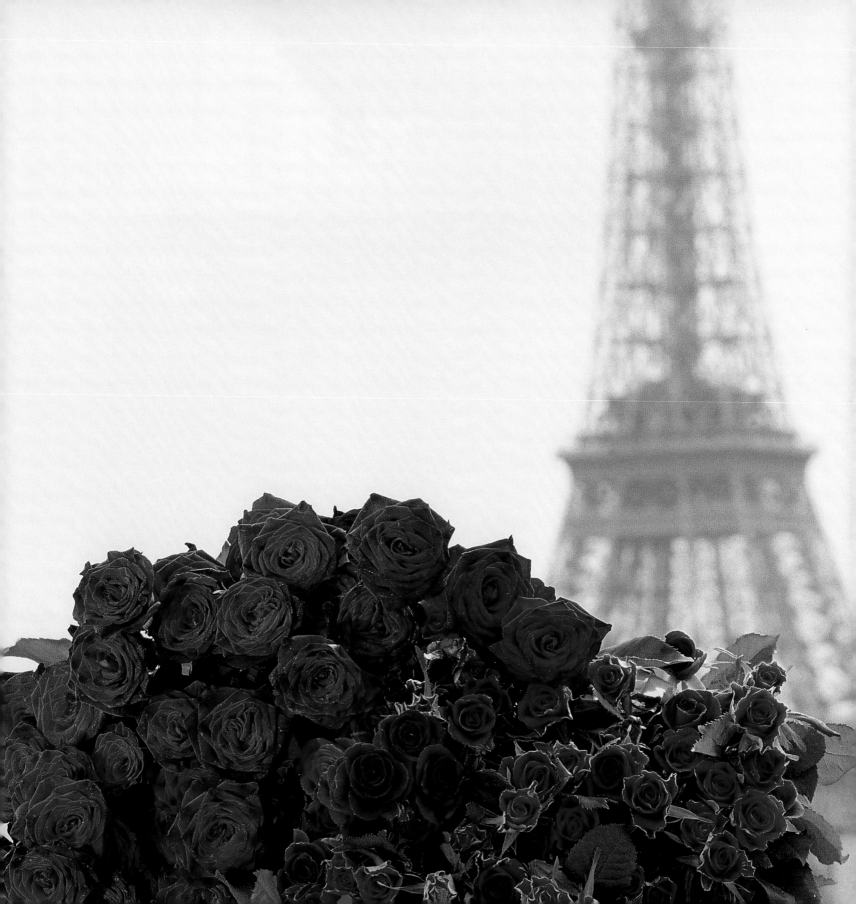

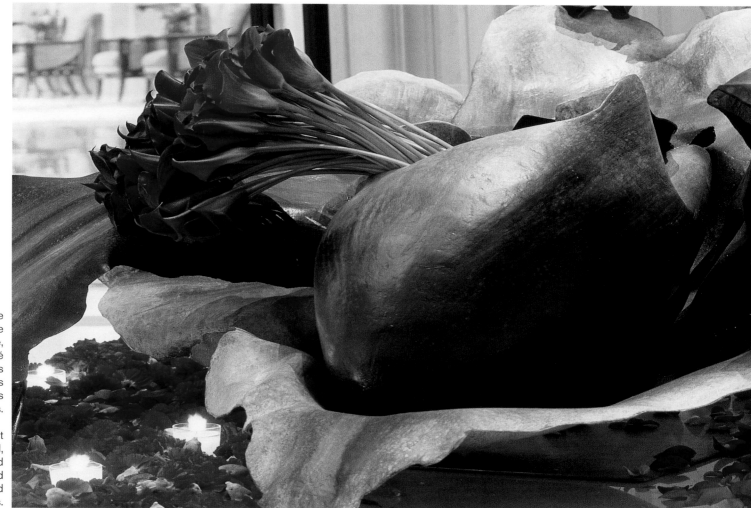

Dans une orchidée géante en résine, Jeff a posé des arums noirs et rouges et des fleurs d'œillets.

In a giant sculpted orchid, Jeff has placed black and red arum lilies and carnation petals.

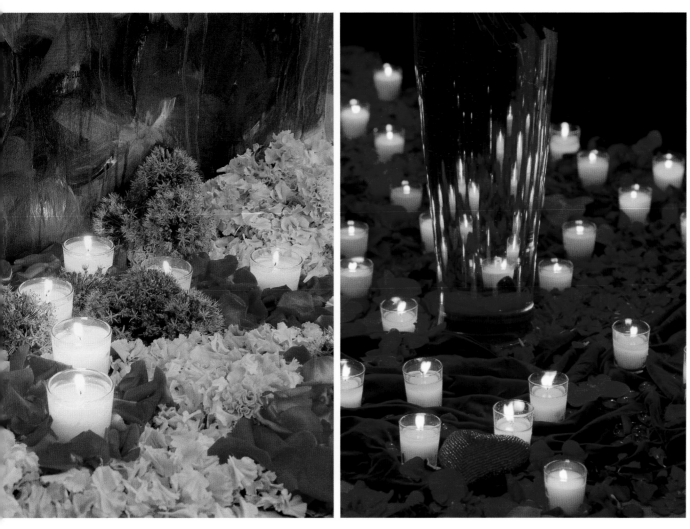

À gauche
Œillets verts,
pétales de roses
rouges et fleurs
d'ail.
À droite
Pour la Saint-
Valentin, Jeff a créé
un tapis de roses
rouges éclairées
à la bougie.

On the left
Green carnations,
red rose petals and
wild allium.
On the right
For St Valentine's
Day, Jeff created
a bed of red roses
illuminated
with candles.

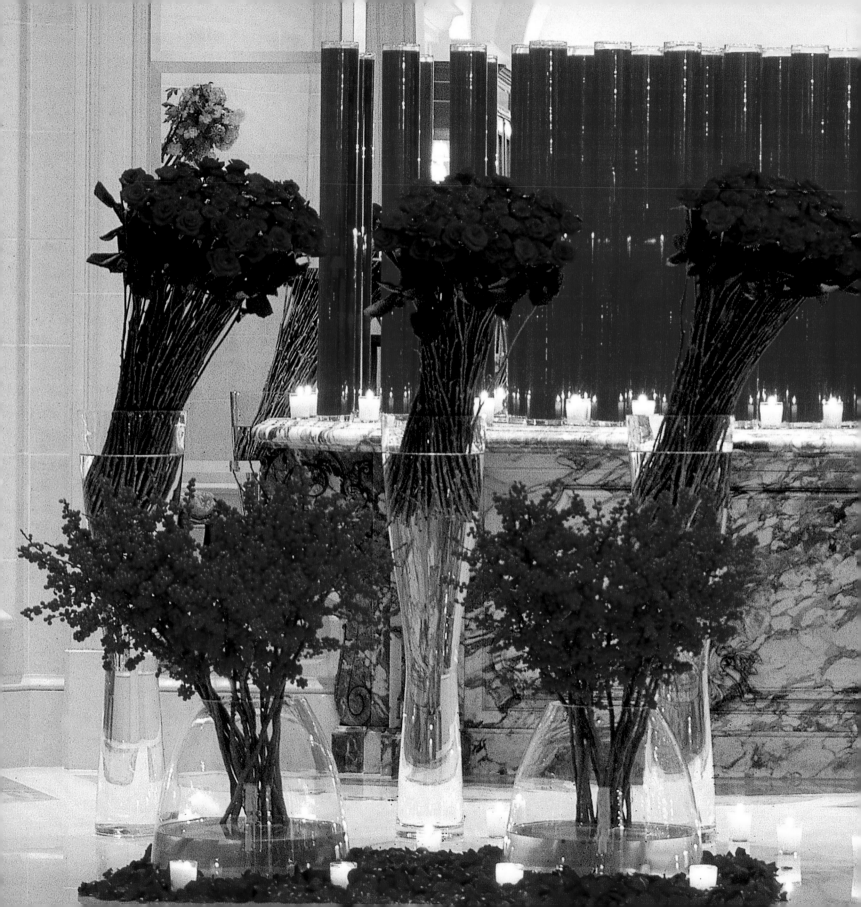

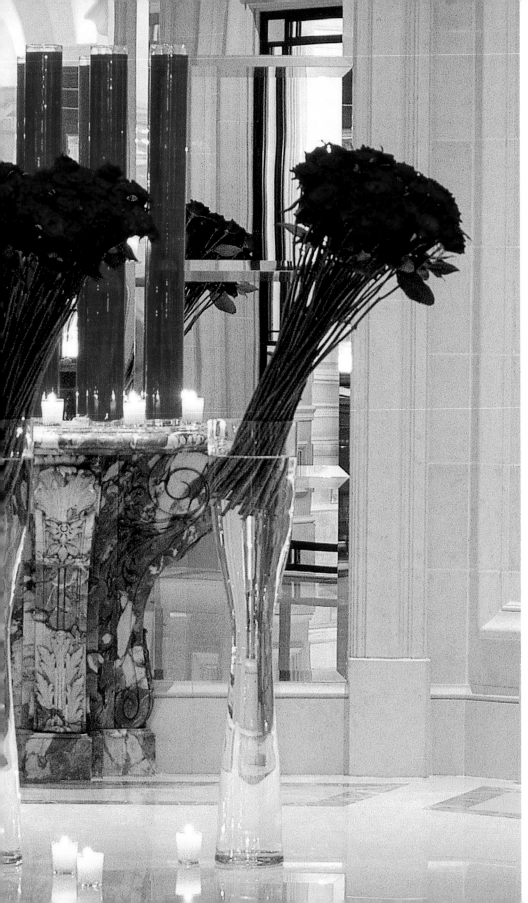

Au pied
d'une console
en marbre veiné,
somptueuse
composition
de roses rouges
'Baccara'
et de houx.

At the foot
of a marble table,
a sumptuous
arrangement
of red 'Baccara'
roses and ilex.

À **gauche** Roses 'Jacaranda' et, derrière, dans des vases boules,
des œillets fuchsia et roses (dont on voit le détail sur la page de droite).
À **droite** Roses 'Jacaranda', orchidées 'Cerise' et arums noirs.

On the left 'Jacaranda' roses and behind them in round vases fuchsia and
pink carnations (close up on the opposite page).
On the right 'Jacaranda' roses, 'Cerise' orchids and black arum lilies.

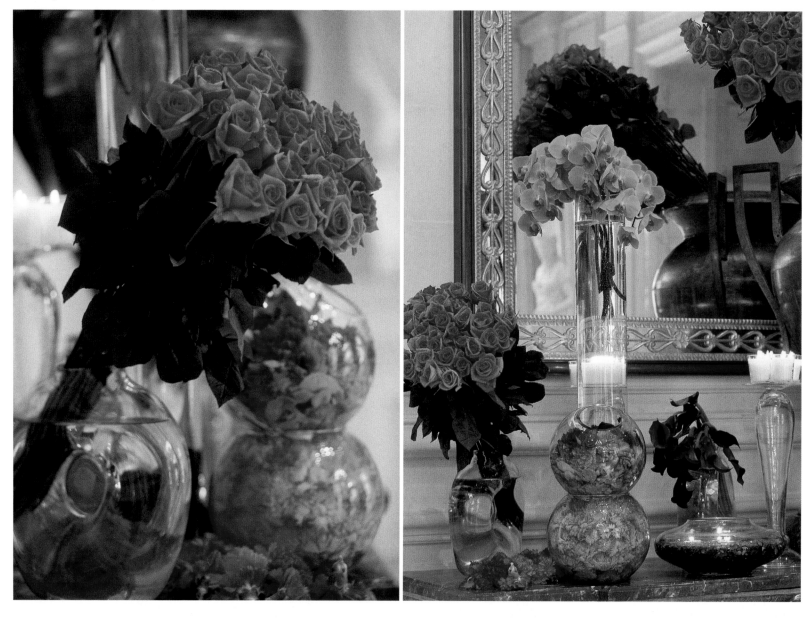

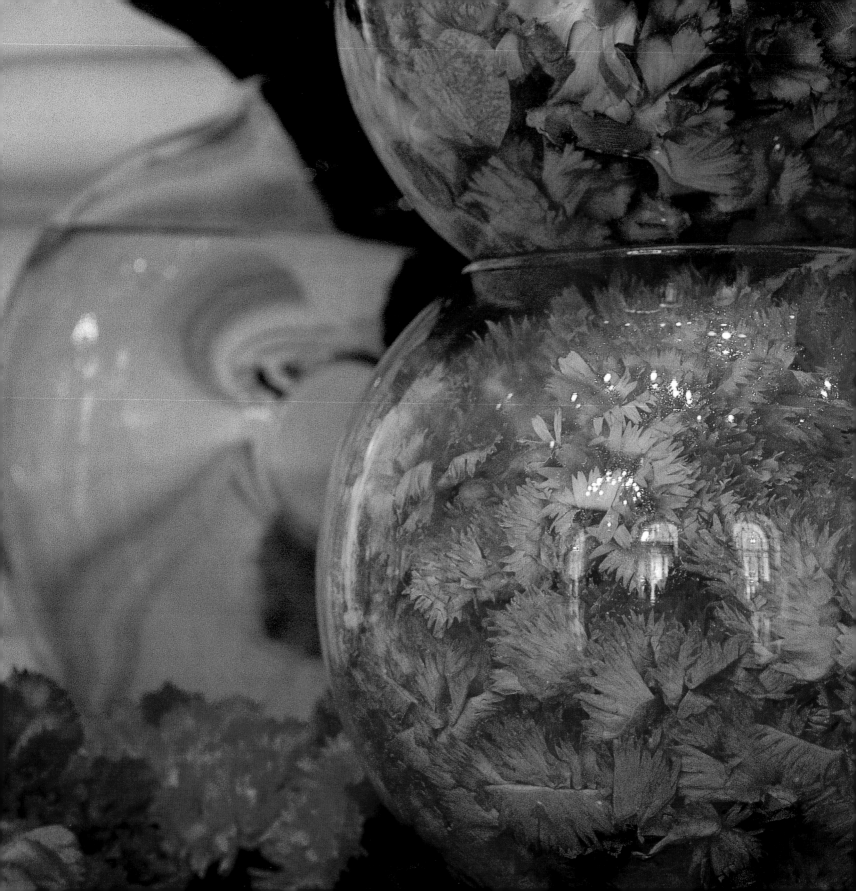

À **gauche** Dahlias, cosmos, arums noirs et plantes Kangourou noires.
À **droite** Roses 'Royal Baccara', orchidées 'Samantha' et pivoines.

On the left Dahlias, cosmos, black arum lilies and black kangaroo paw.
On the right 'Royal Baccara' roses, 'Samantha' orchids and peonies.

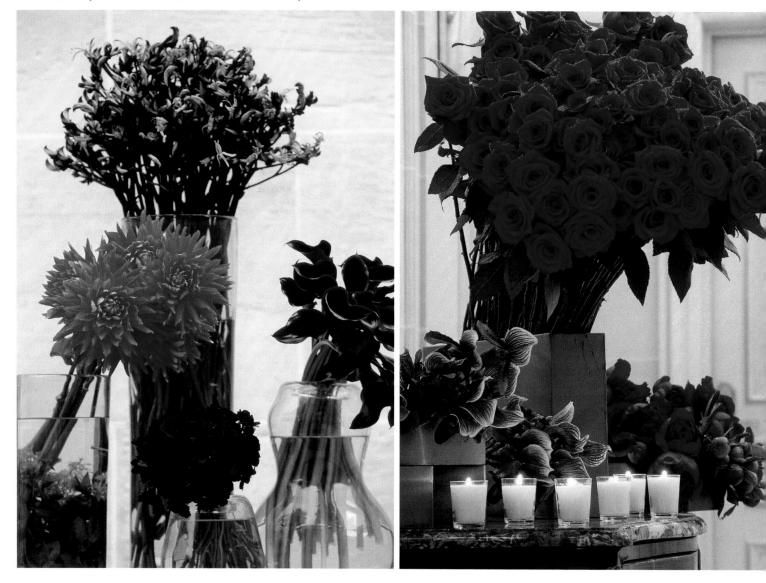

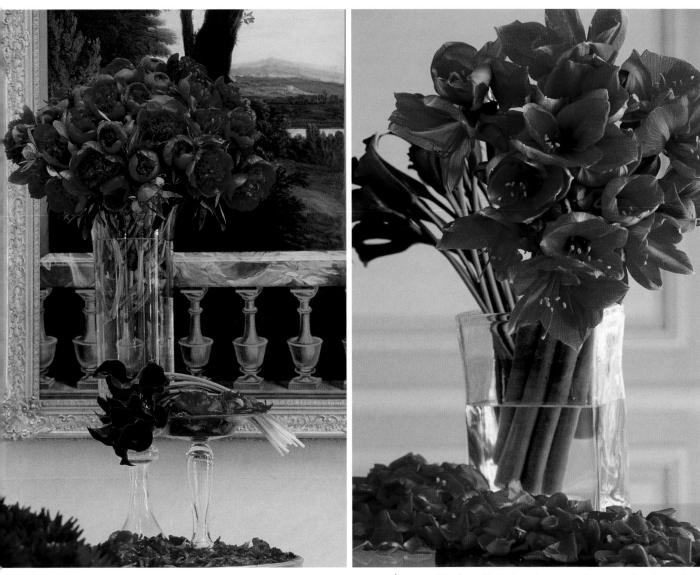

À **gauche** Pivoines 'Red charm', arums noirs et pétales de pivoines.
À **droite** Amaryllis 'Hercules' rouges, arums noirs et pétales de roses rouges.

On the left 'Red charm' peonies, black arum lilies and red peony petals.
On the right Red 'Hercules' amaryllis, black arum lilies and red rose petals.

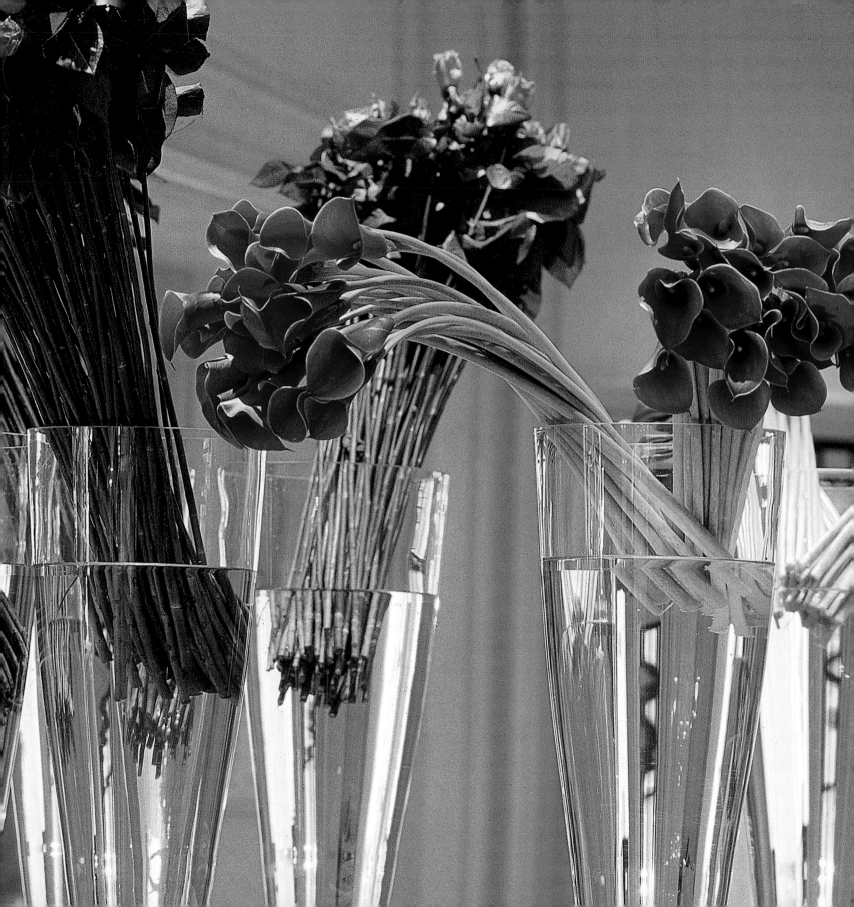

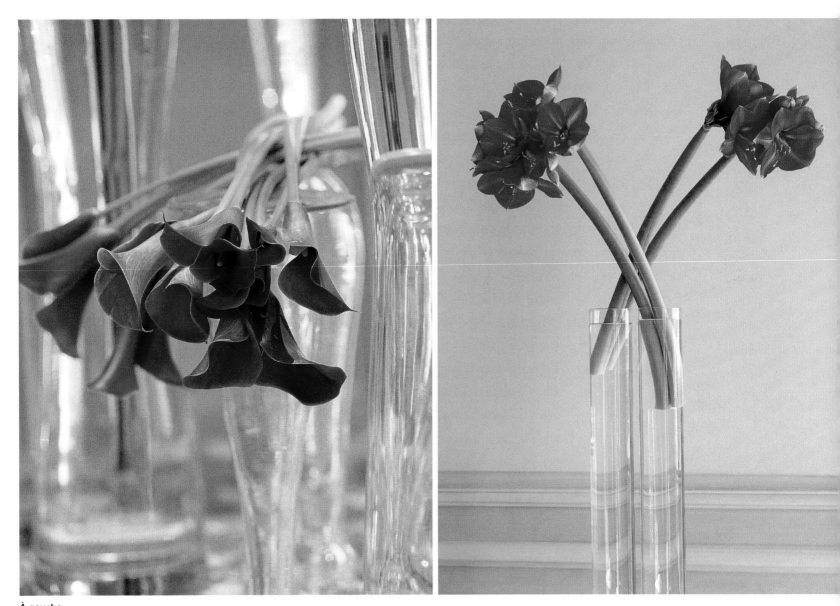

À gauche
Arums 'Majestic red' et roses 'Jacaranda'.
Ci-dessus
À gauche Arums 'Majestic red'. À droite Les amaryllis 'Hercules' s'entrecroisent.

On the left
'Majestic red' arum lilies and 'Jacaranda' roses.
Above
On the left 'Majestic red' arum lilies. On the right A tangle of 'Hercules' amaryllis.

Ci-contre
Tulipes 'Erna
Lindgreen', boules-
de-neige, roses
'Black Baccara'
et 'Jacaranda',
orchidées
et jacinthes roses.
À droite
Pivoines 'Red
charm' écloses
ou en boutons.

On this page
'Erna Lindgreen'
tulips, viburnum,
'Black Baccara'
and 'Jacaranda'
roses, orchids
and pink hyacinths.
On the right
'Red charm'
peony buds.

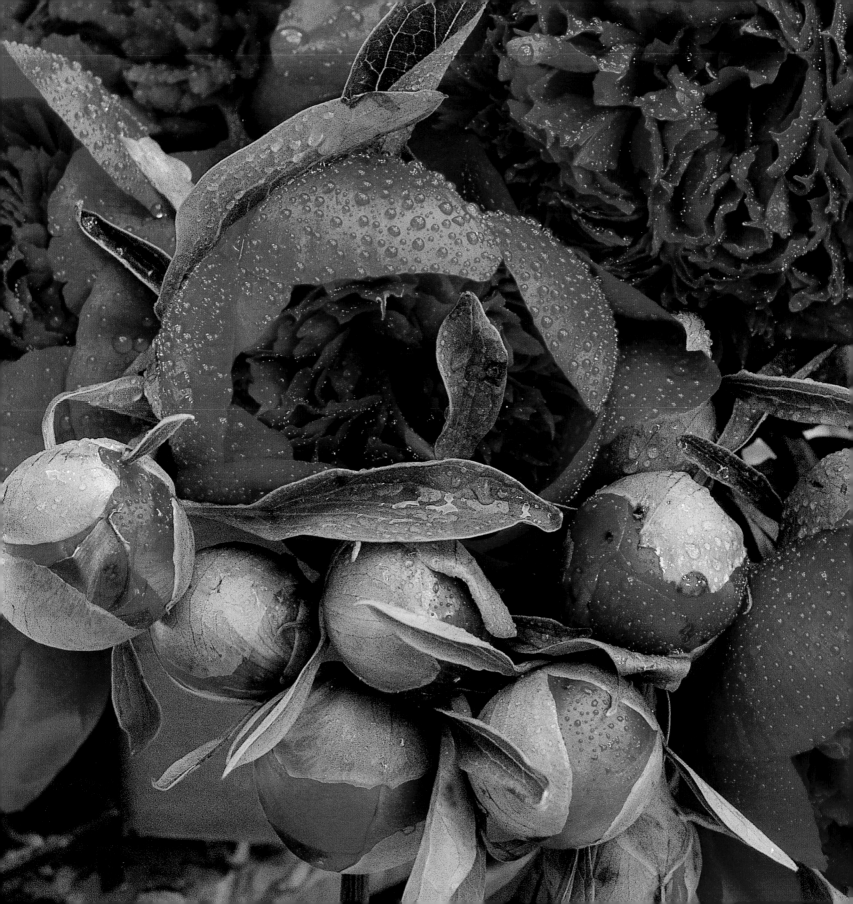

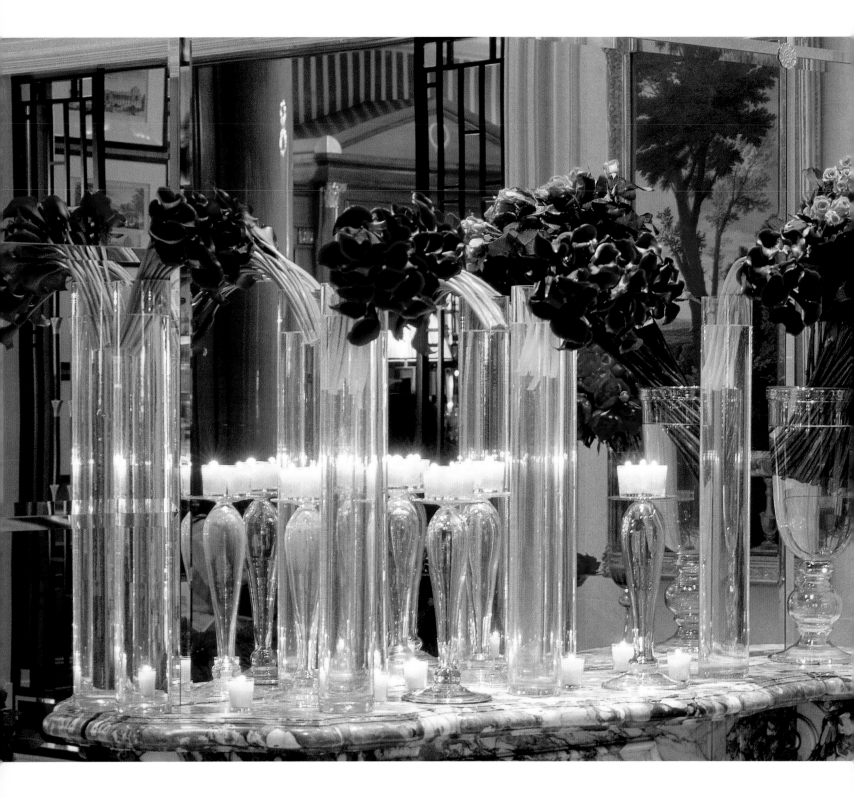

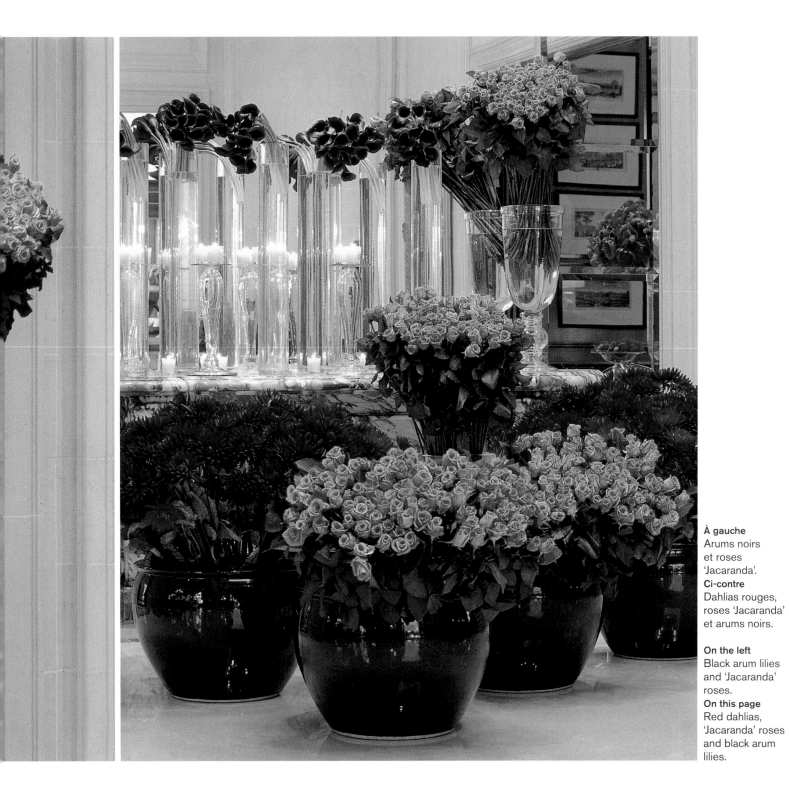

À gauche
Arums noirs
et roses
'Jacaranda'.
Ci-contre
Dahlias rouges,
roses 'Jacaranda'
et arums noirs.

On the left
Black arum lilies
and 'Jacaranda'
roses.
On this page
Red dahlias,
'Jacaranda' roses
and black arum
lilies.

Ci-dessous
À gauche Dans un couloir, amaryllis 'Red lion' sur une console.
À droite Orchidées 'Maudiae', cattleyas fuchsia et œillets verts.
Page de droite
Devant la tapisserie des Flandres, deux vases de roses 'Black Jack'.

Below
On the left In a corridor, 'Red lion' amaryllis on a table.
On the right 'Maudiae' orchids, fuchsia cattleyas and green carnations.
On the right page
Two vases with 'Black Jack' roses in front of the Flemish tapestry.

Pages suivantes
Dans le restaurant, hortensias roses et roses 'Jacaranda'.

On the following pages
Pink hydrangeas and 'Jacaranda' roses in the restaurant.

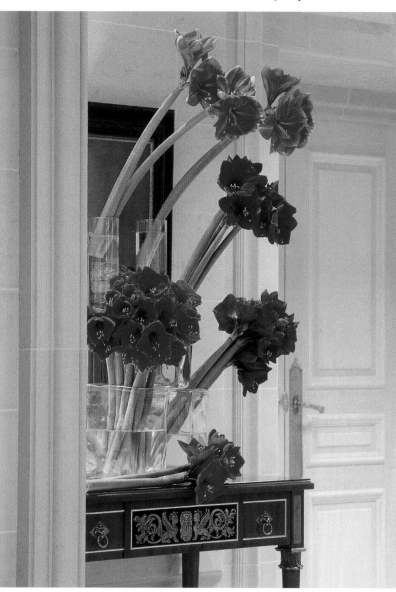

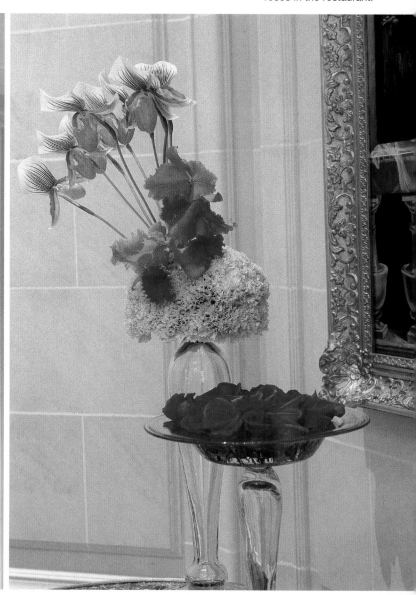

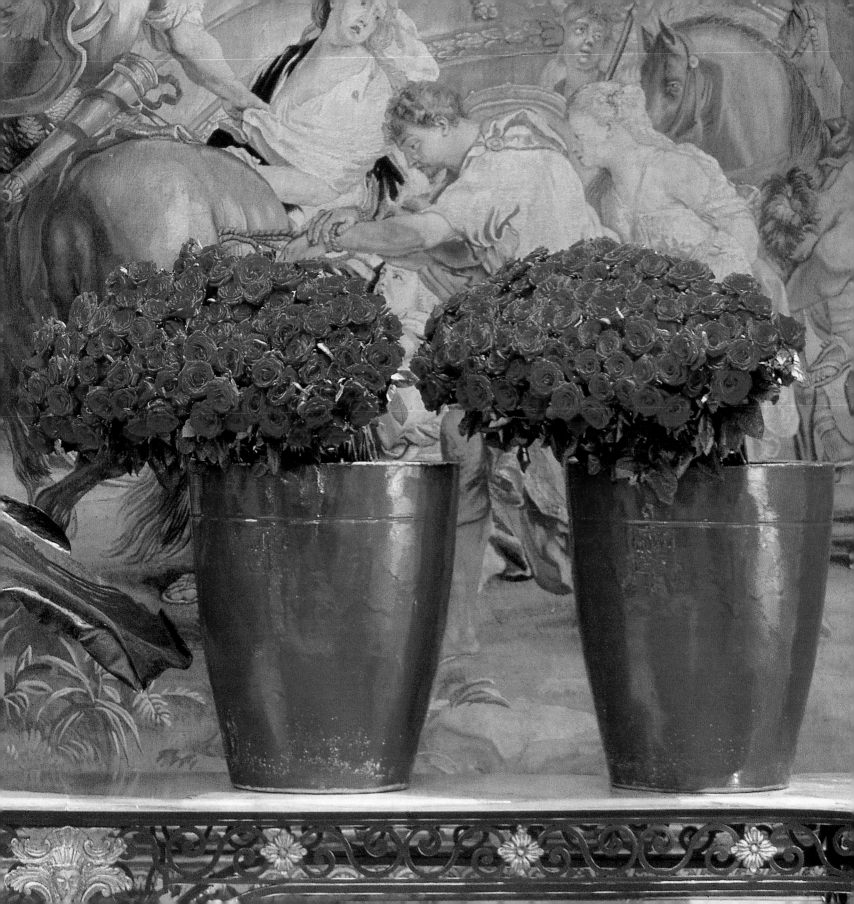

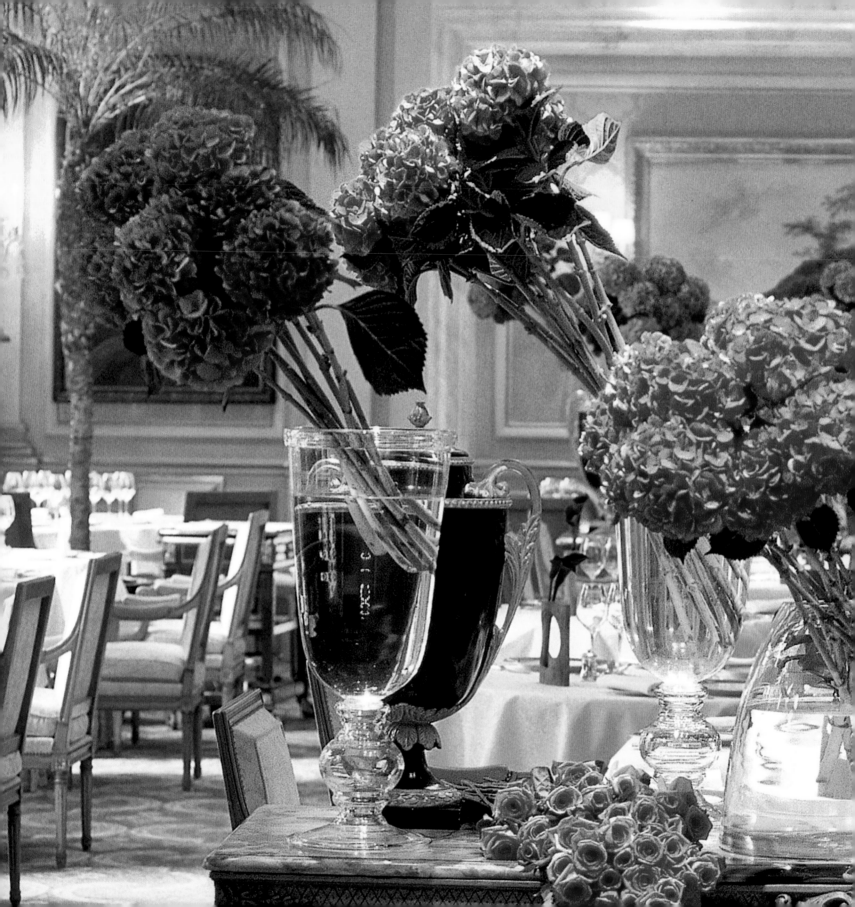

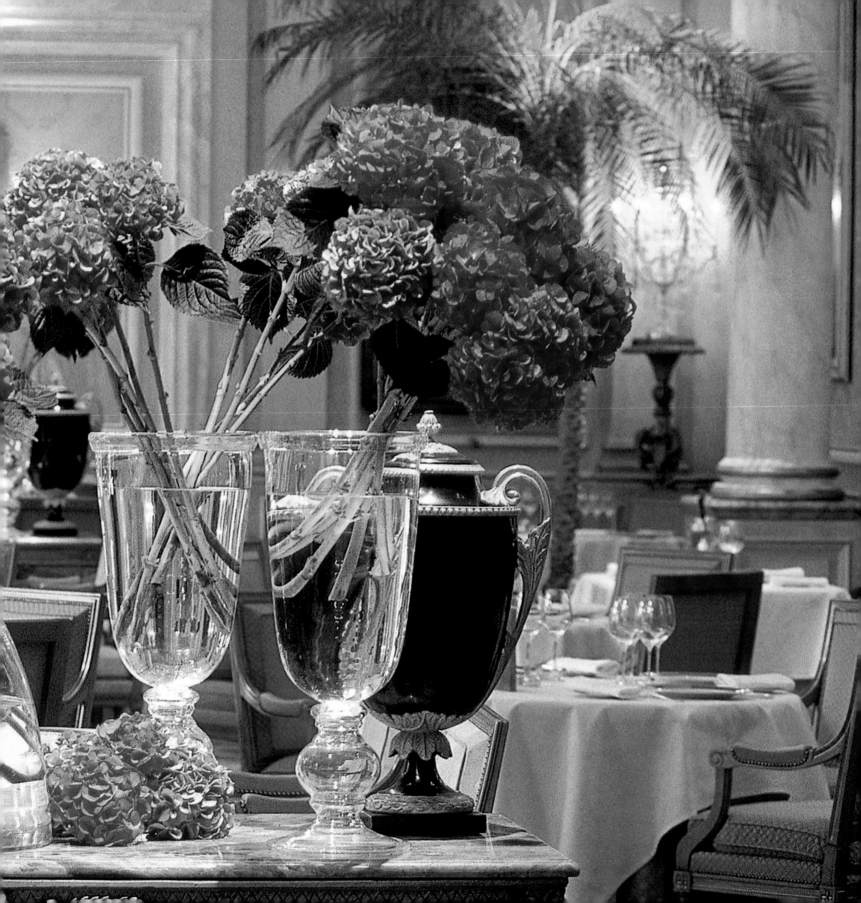

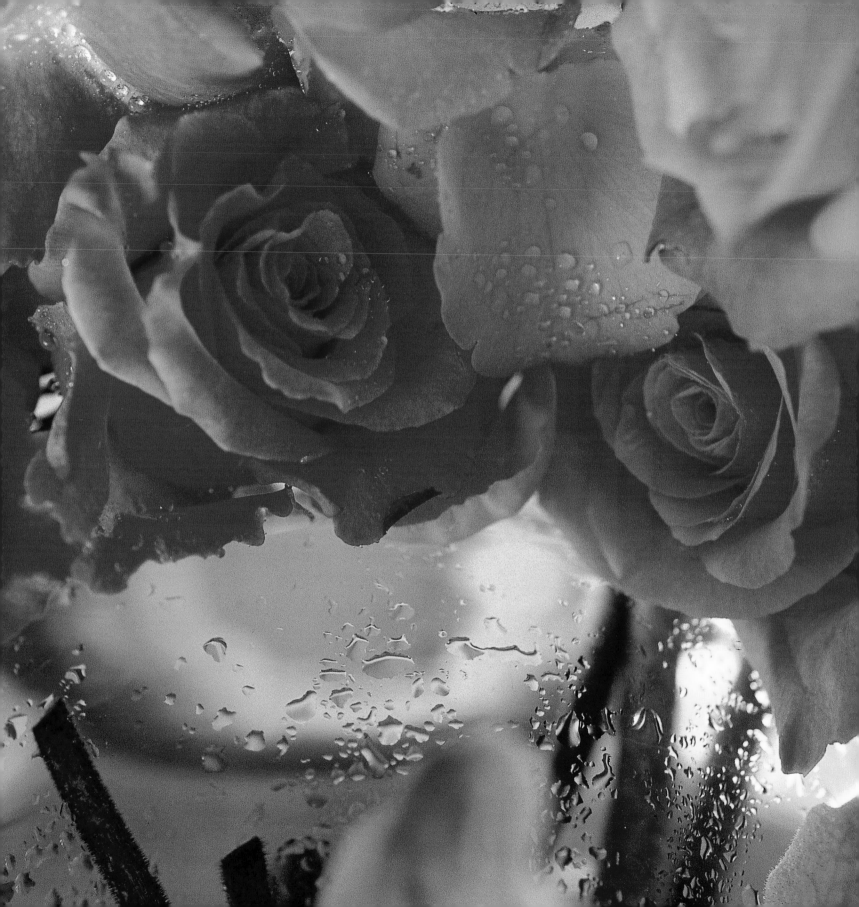

JAUNE ET ORANGE
YELLOW & ORANGE

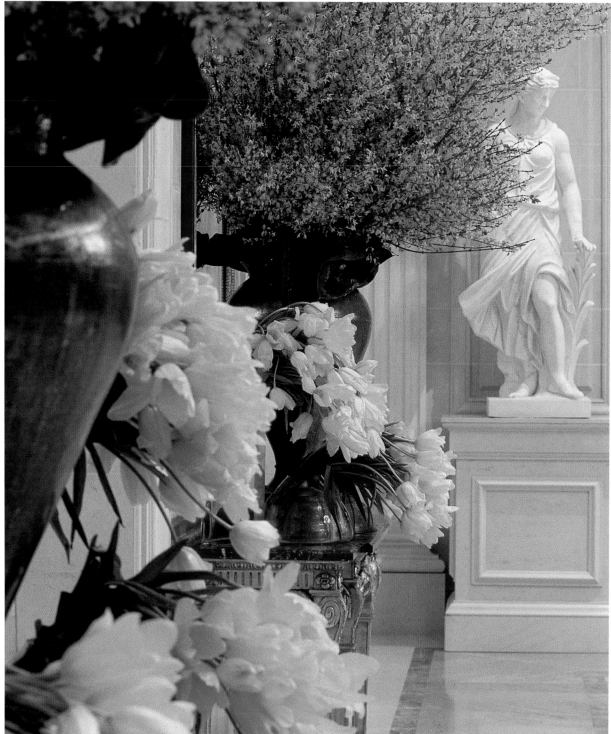

Branches
de forsythias et tulipes
'Scheepers'.

Branches of forsythia
and 'Scheepers' tulips.

Pour rehausser les imposantes tapisseries des Flandres, Jeff dispose trois bouquets d'eremurus qui en épousent les tons d'or et de soleil.

Plus loin, sur une console, d'immenses brassées de forsythias sont annonciatrices du printemps. Tulipes 'Avignon', roses 'Milva' couleur d'orange, s'échappent de trois vases ovales qui se succèdent, ou encore des orchidées aussi légères que des plumes prennent doucement leur envol. Ailleurs, les fritillaires déploient leurs longues tiges surmontées d'une fleur safran. Le soir, à la lueur des bougies, les boules-de-neige s'enroulent autour des Curly Bamboo. Si Jeff Leatham privilégie le jaune et l'orange, c'est parce qu'ils expriment la jeunesse, la force et l'éternité : pour les Aztèques, le jaune d'or était la couleur de la peau neuve de la terre.

To enhance the imposing Flemish tapestries, Jeff places three bunches of eremurus which marry their golden, sunny tones. Further, on a console, enormous armfuls of forsythia announce the arrival of Spring. 'Avignon' tulips, 'Milva' roses, both orange, fall from three oval vases in a row or, feather-light orchids gently sway. Elsewhere, fritillaires spread their long stems topped by a saffron-colored flower. In the evening, by candlelight, the bowls of viburnum twirl around curly bamboo. For Jeff, yellow and orange express youth, strength and eternity: for the Aztecs, golden yellow was the color of the earth's new skin.

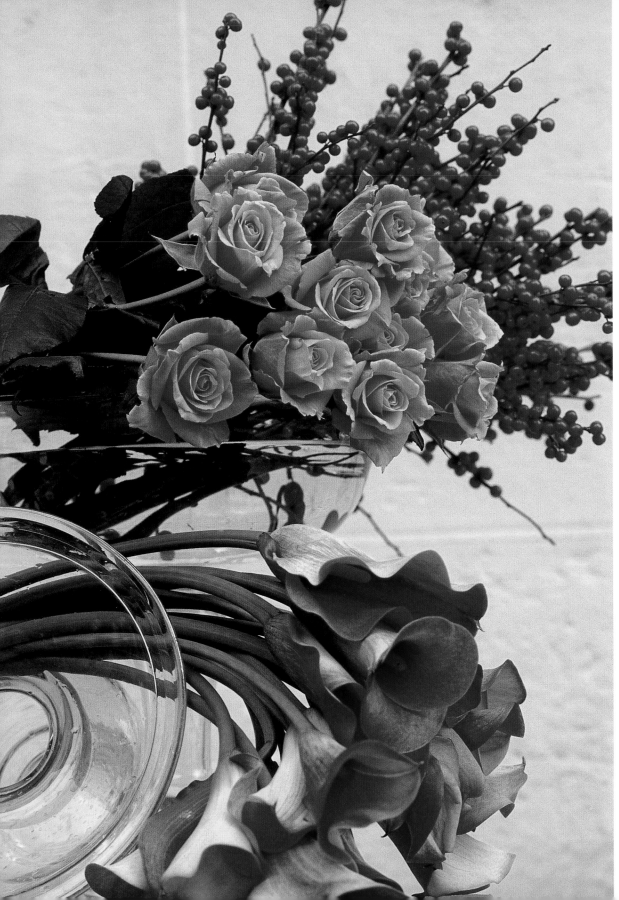

Ci-contre
Roses 'Milva', houx,
et arums 'Mango'.
À droite
Dans un vase boule,
couronne de roses
'Kronos' surplombée
d'arums 'Mango'.

On this page
'Milva' roses and ilex,
'Mango' arum lilies.
On the right
A layer of 'Kronos'
roses floats
on the surface
of the water
in a round vase.
'Mango' lilies are
placed across
the top of the vase.

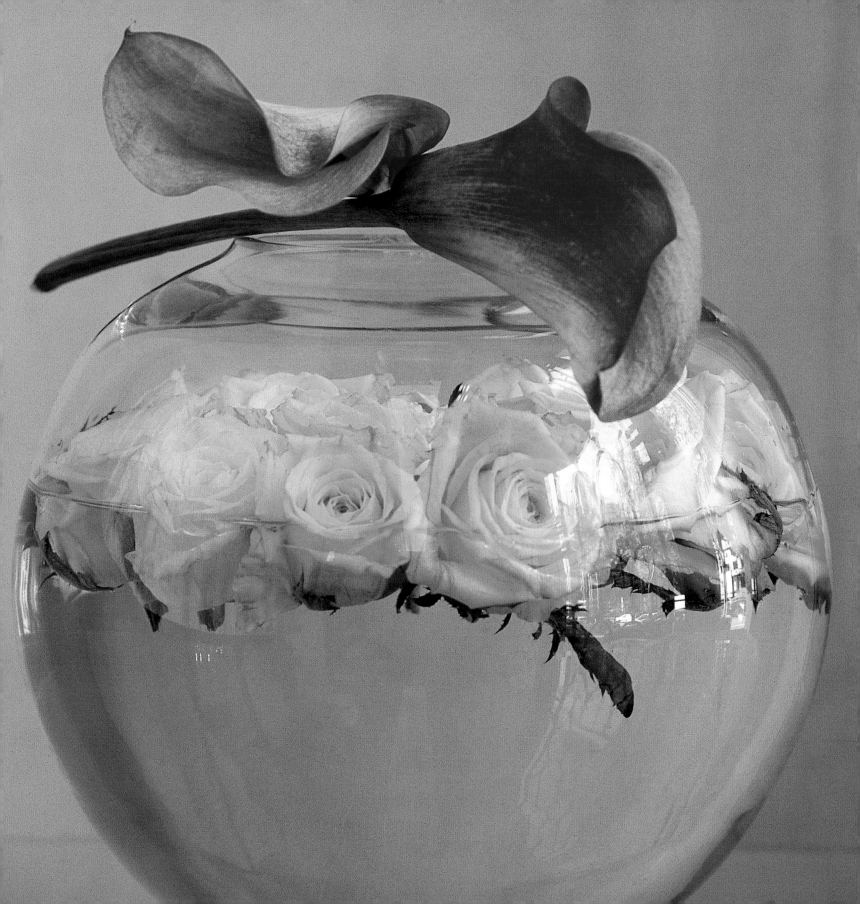

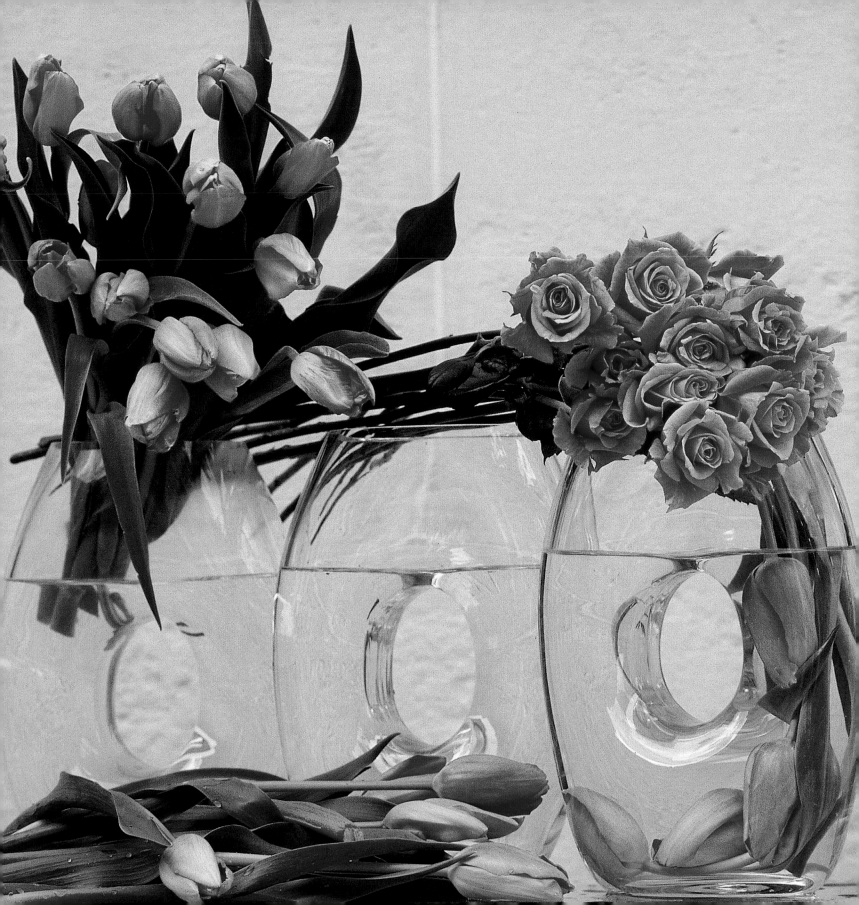

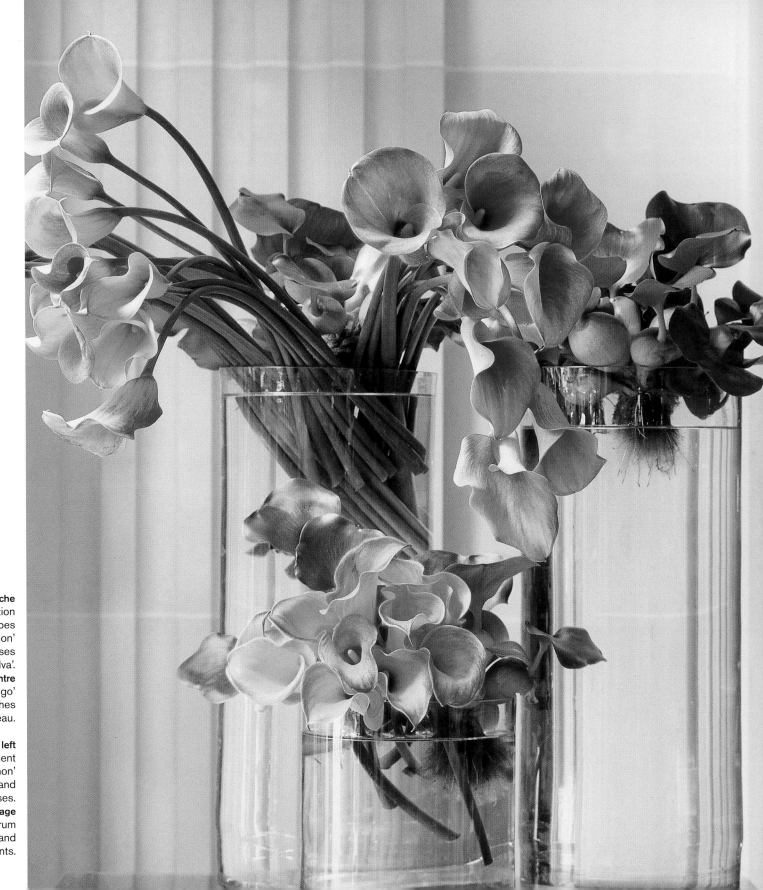

À gauche
Composition
de tulipes
'Avignon'
et de roses
'Milva'.
Ci-contre
Arums 'Mango'
et jacinthes
d'eau.

On the left
An arrangement
with 'Avignon'
tulips and
'Milva' roses.
On this page
'Mango' arum
lilies and
aquatic plants.

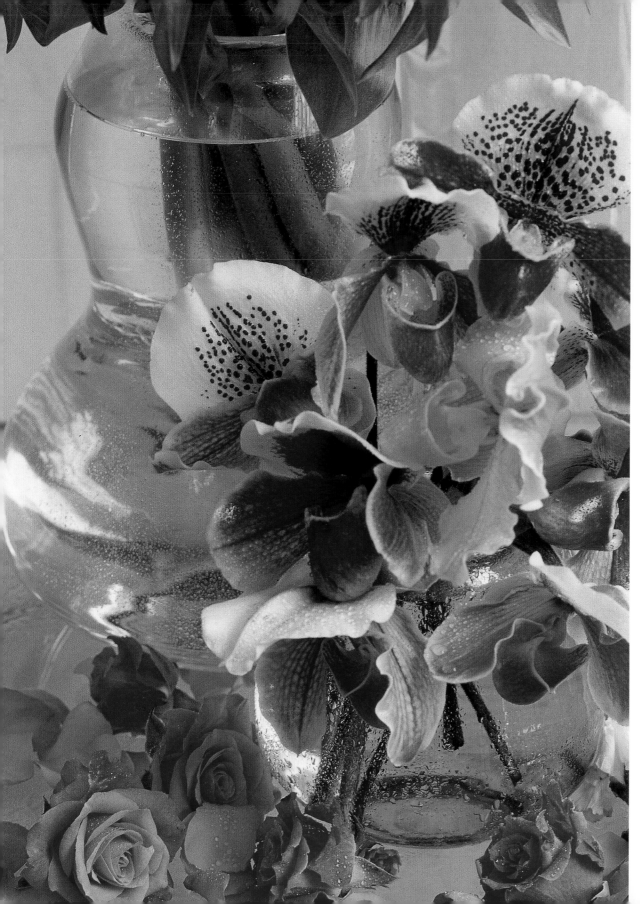

Orchidées 'Americana'
(dont on voit le détail
sur la page de droite)
et roses 'Milva'.

'Americana' orchids
(close up on the right)
and 'Milva' roses.

Pages suivantes
À gauche
Cymbidium jaune.
À droite
Tulipes flamboyantes
et oncydiums.

On the following pages
On the left
Yellow cymbidium.
On the right
Flamboyant tulips
and oncydiums.

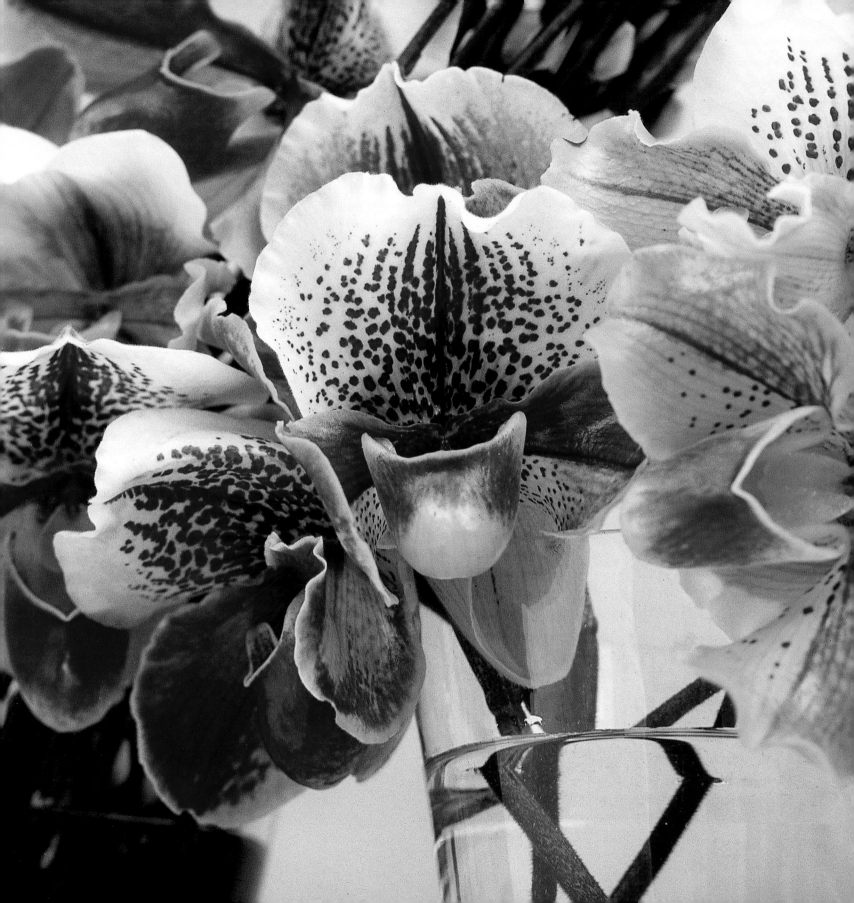

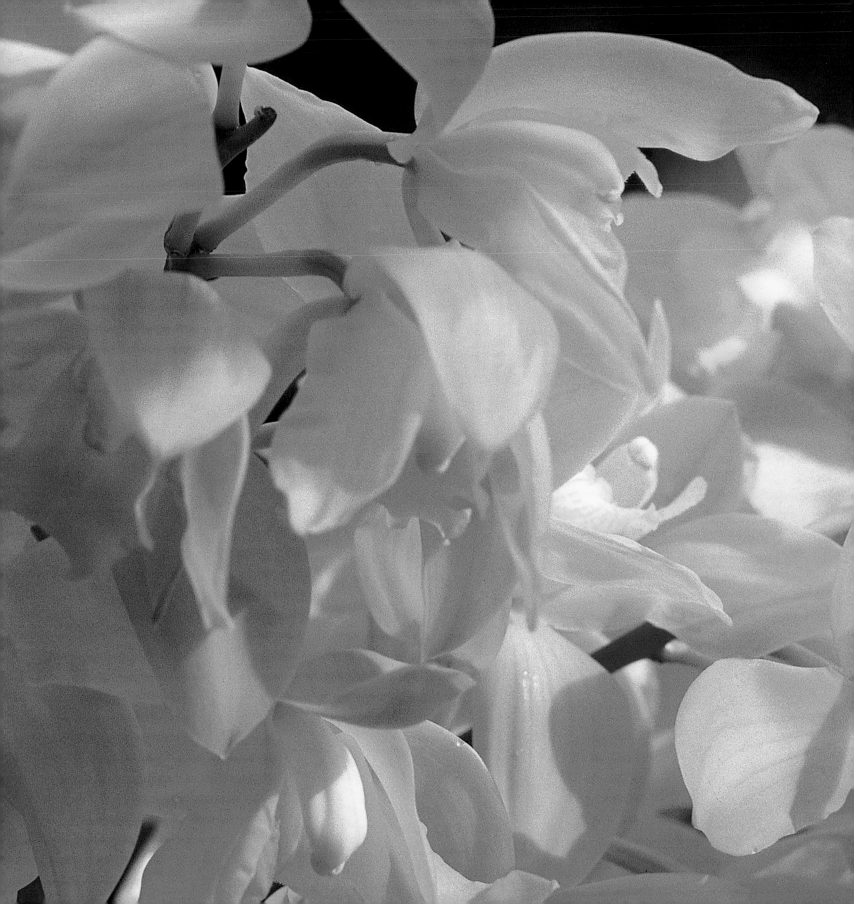

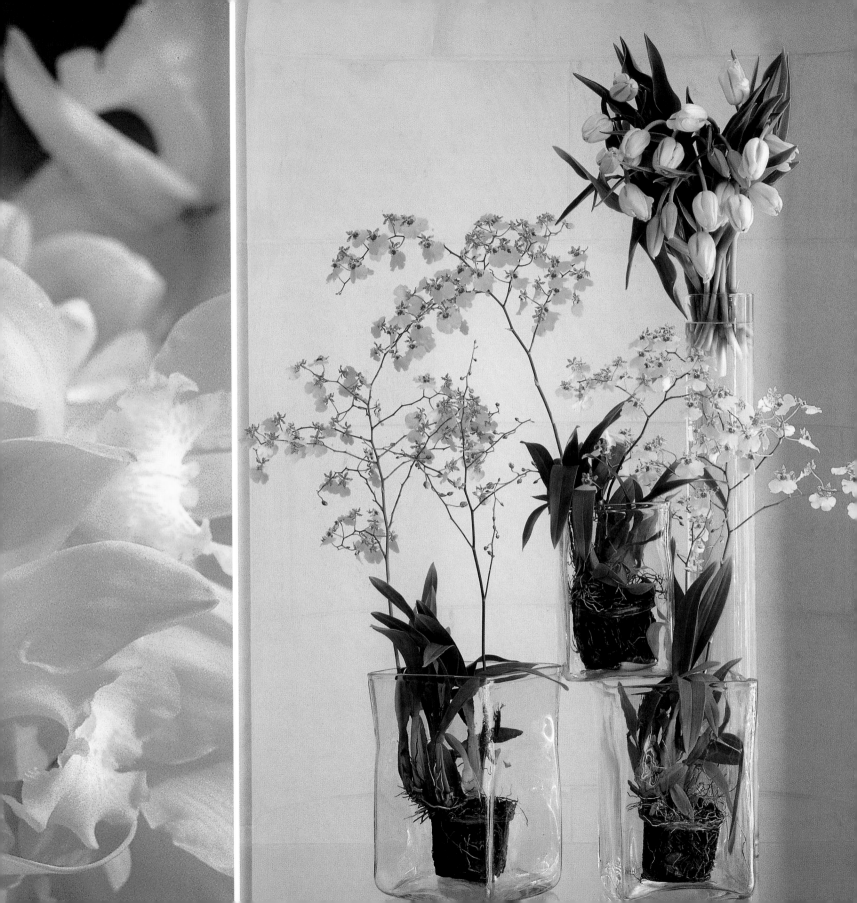

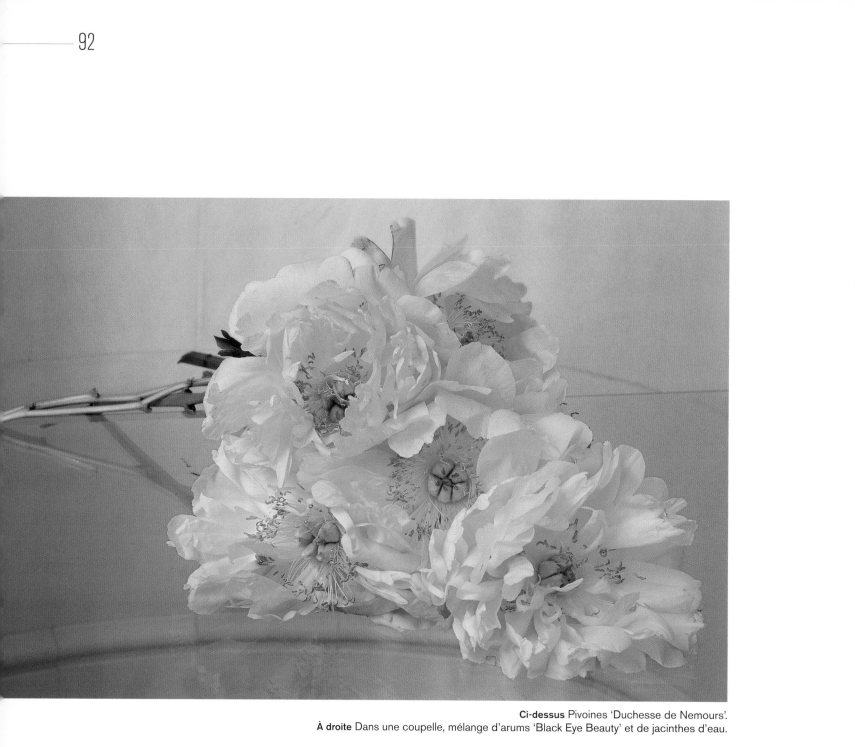

Ci-dessus Pivoines 'Duchesse de Nemours'.
À droite Dans une coupelle, mélange d'arums 'Black Eye Beauty' et de jacinthes d'eau.

On this page 'Duchesse de Nemours' peonies.
On the right A mixture of 'Black Eye Beauty' arum lilies and aquatic plants in a small dish.

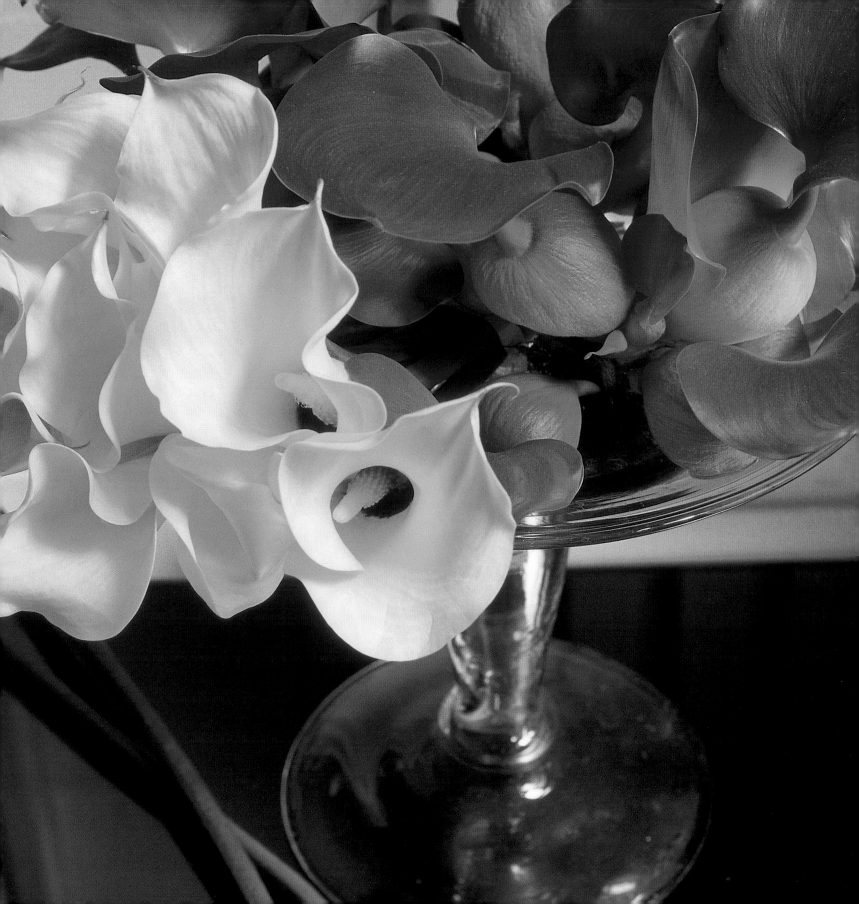

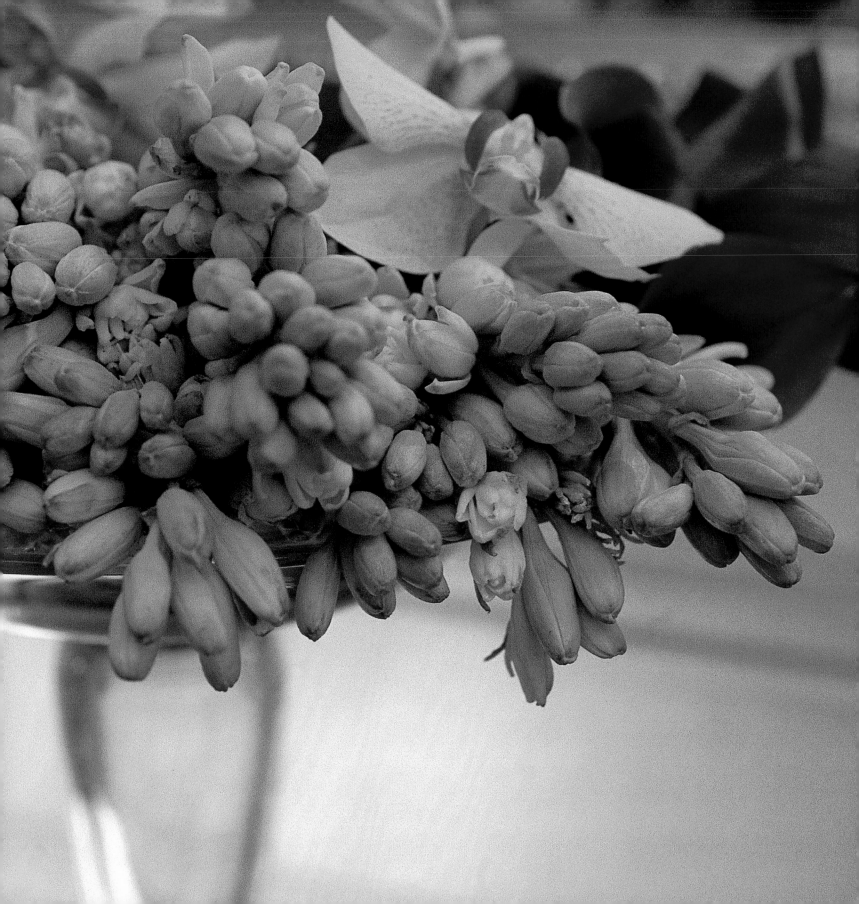

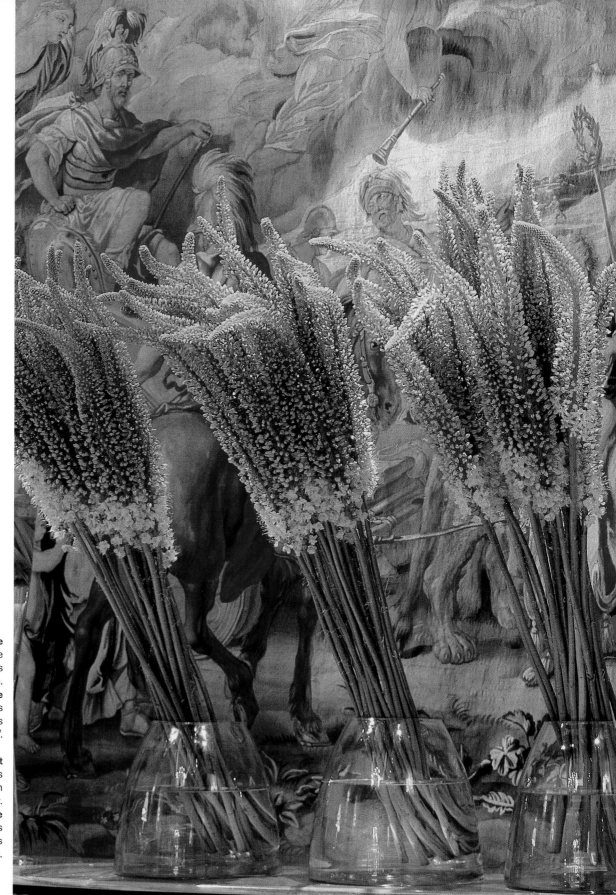

À gauche
Devant la tapisserie
des Flandres, eremurus
orange.
Ci-contre
Dans des coupes
en verre, tubéreuses
et orchidées 'Omega'.

On the left
Orange eremurus
in front of the Flemish
tapestry.
On this page
Tuberoses
and 'Omega' orchids
in glass vases.

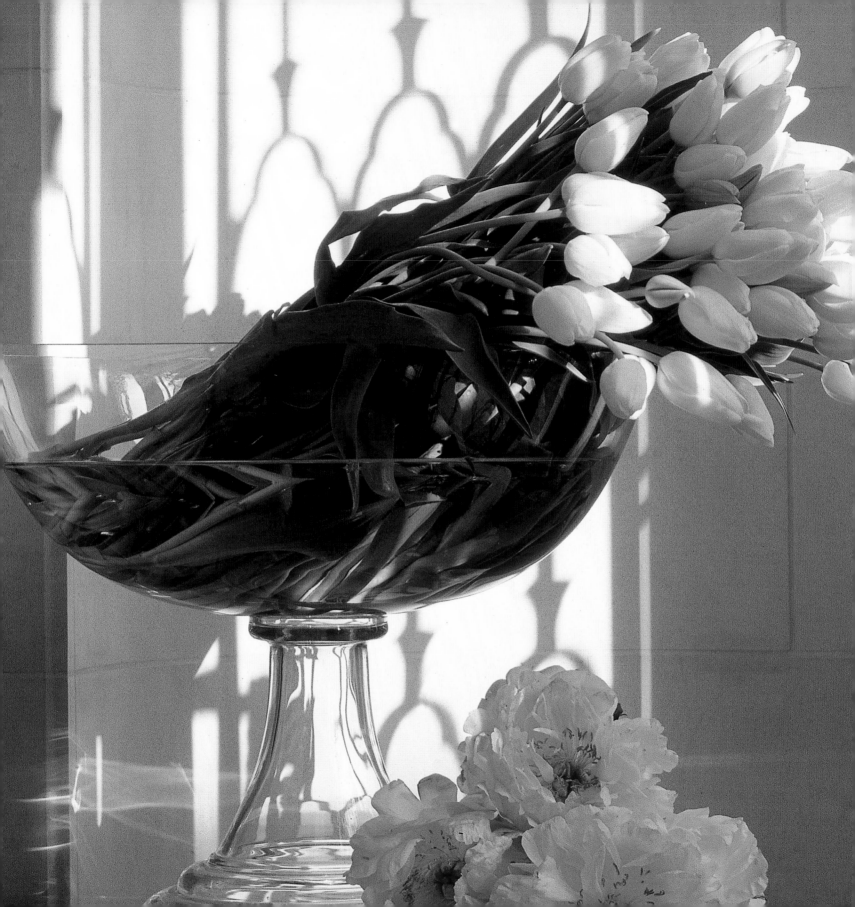

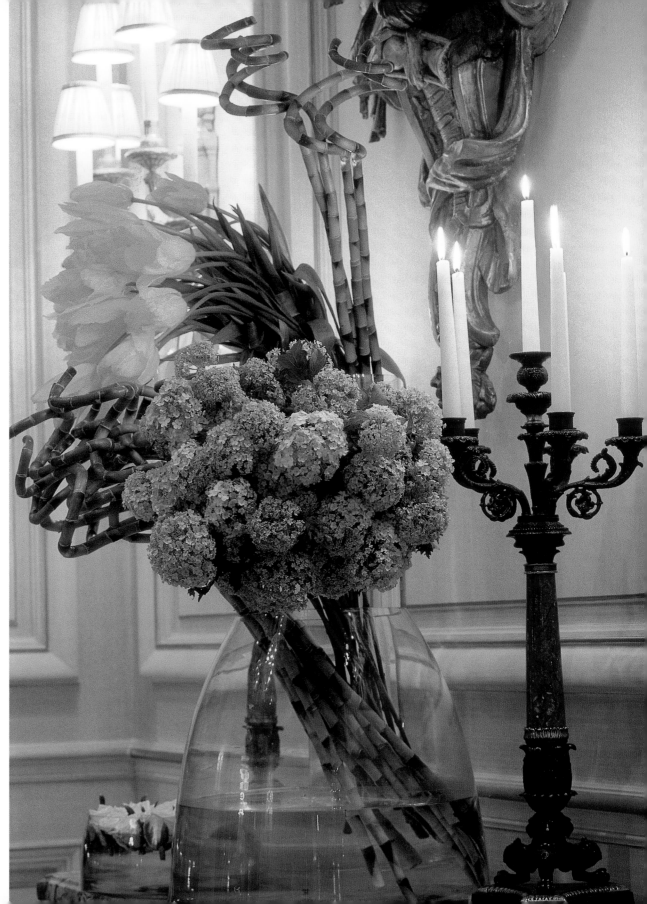

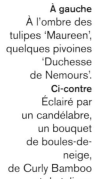

À gauche
À l'ombre des
tulipes 'Maureen',
quelques pivoines
'Duchesse
de Nemours'.
Ci-contre
Éclairé par
un candélabre,
un bouquet
de boules-de-
neige,
de Curly Bamboo
et de tulipes
'Sheepers'.

On the left
'Duchesse
de Nemours'
peonies
under some
'Maureen' tulips.
On this page
A bouquet
of viburnum,
curly bamboo
and 'Sheepers'
tulips are lit
up by candles.

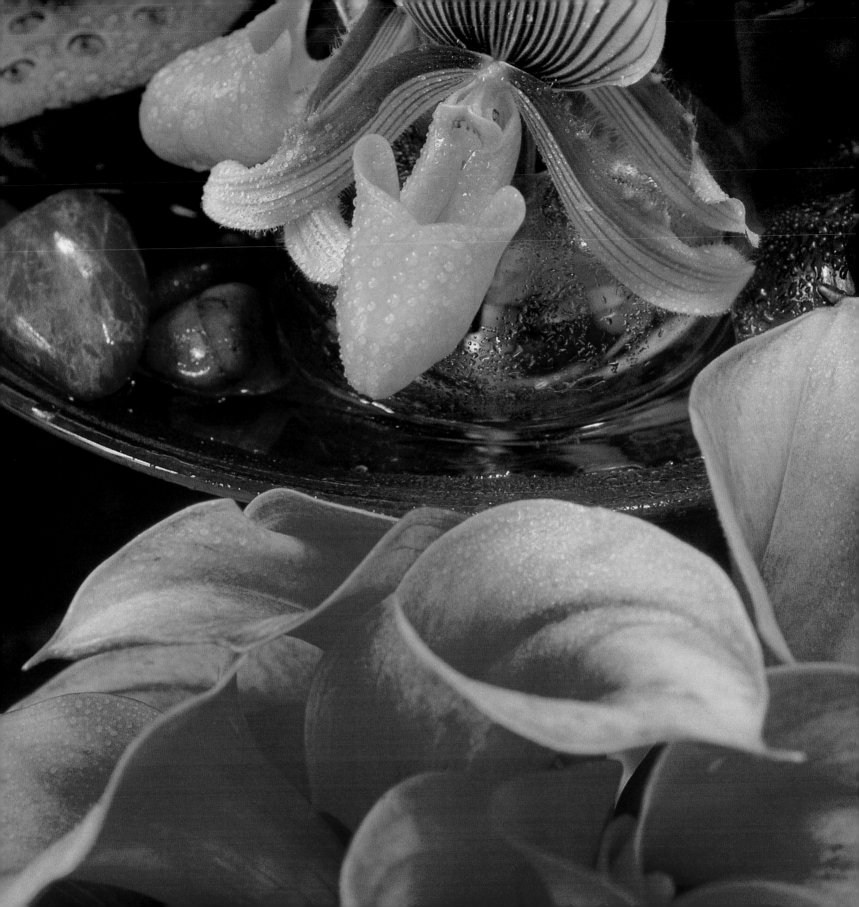

À gauche
Orchidée 'Maudiae'
et arums 'Mango'.
Ci-dessous
Arums 'Mango'
et œillets
orange et jaunes.
À droite
Dans une coupe,
des fruits de lotus
et des orchidées
'Maudiae'.
Dans un petit
vase carré,
des arums
'Mango'.

On the left
'Maudiae' orchids
and 'Mango' arum lilies.
Below
'Mango' arum lilies
and orange and
yellow carnations.
On the right
Lotus fruits
and 'Maudiae' orchids
in a fruit bowl.
'Mango' arum lilies
in a small square vase.

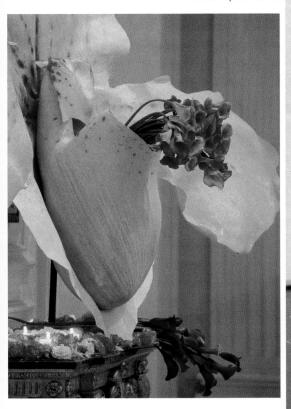

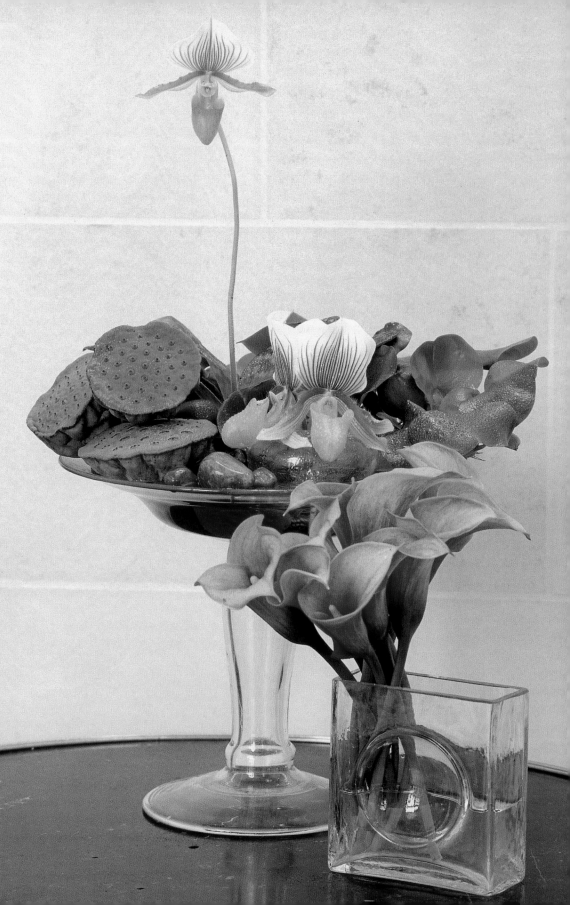

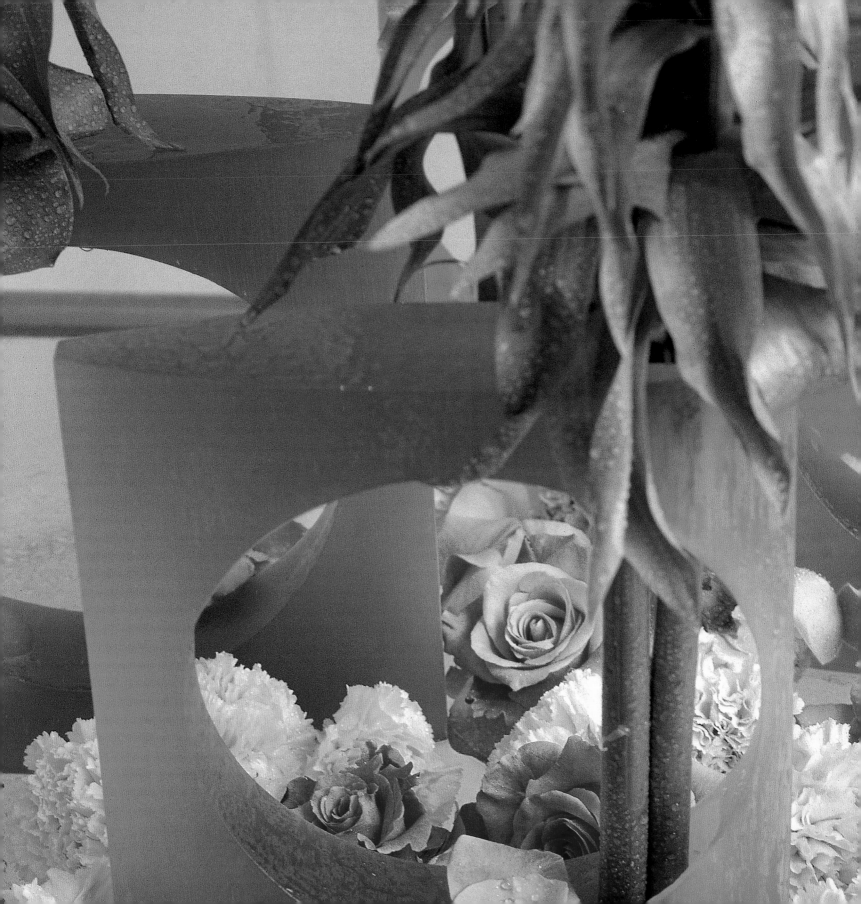

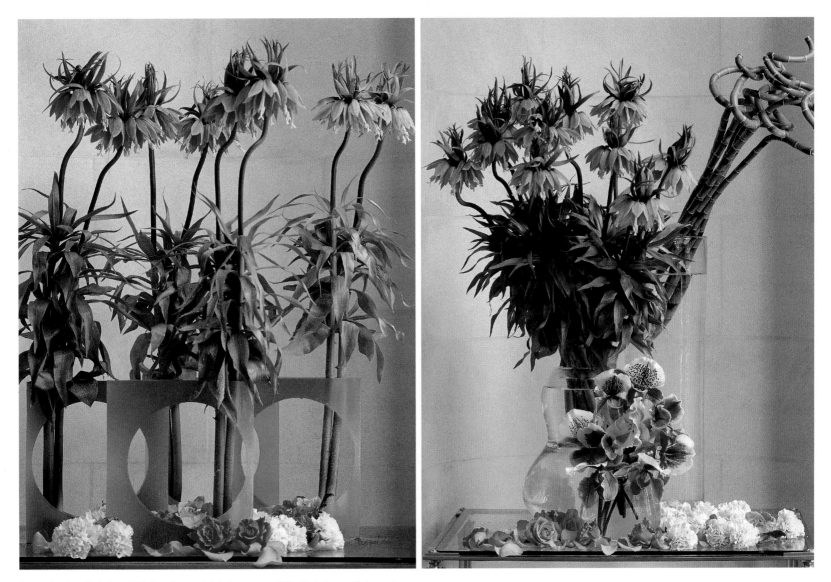

À **gauche** Au pied des fritillaires 'Imperialis', des roses 'Milva' et des œillets verts.
À **droite** Dans les vases, fritillaires 'Imperialis', Curly Bamboo et orchidées 'Americana'. Sur la table en verre, roses 'Milva' et œillets verts.

On the left 'Milva' roses and green carnations under the 'Imperialis' fritillaires.
On the right Vases of 'Imperialis' fritillaires, curly bamboo and 'Americana' orchids. 'Milva' roses and green carnations on a glass top table.

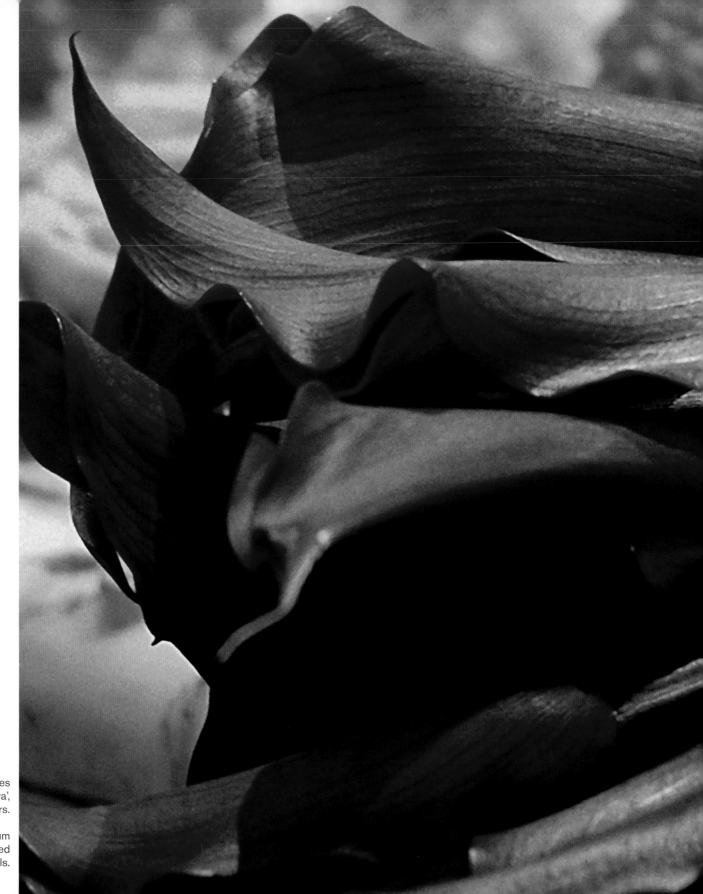

Posée sur des pétales
de roses 'Milva',
une gerbe d'arums noirs.

A bunch of black arum
lilies on a bed
of 'Milva' rose petals.

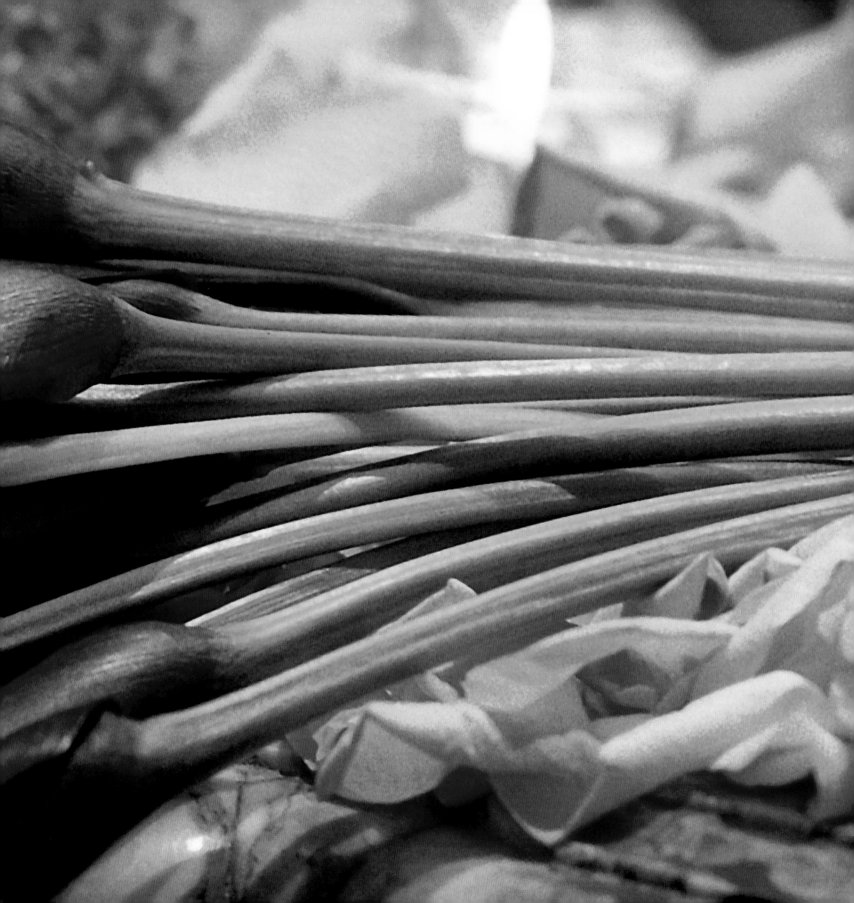

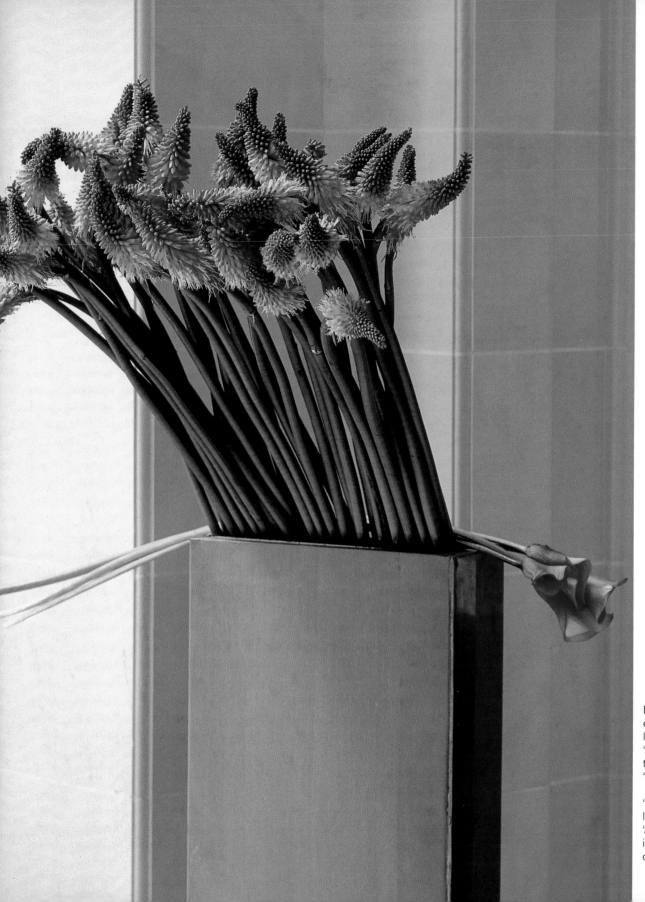

Dans des vases
en zinc ou en verre,
les kniphofias
'Alcazar' sont
traversés d'arums
'Mango'.

'Mango' arum
lilies lie across
'Alcazar' kniphofias
in a zinc
or glass vase.

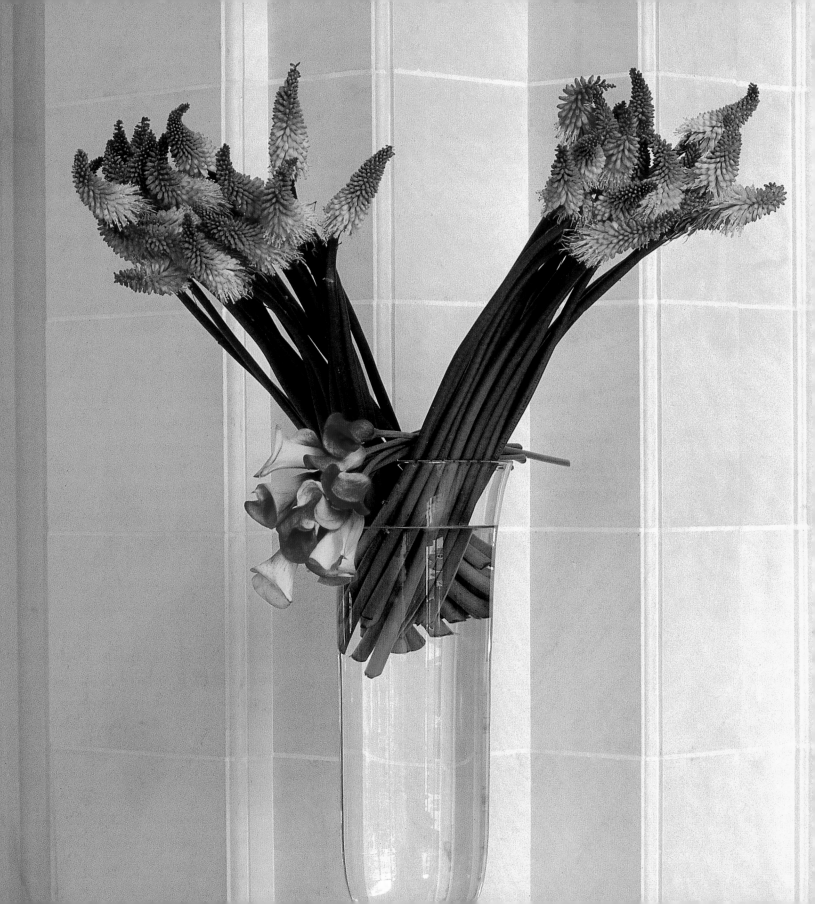

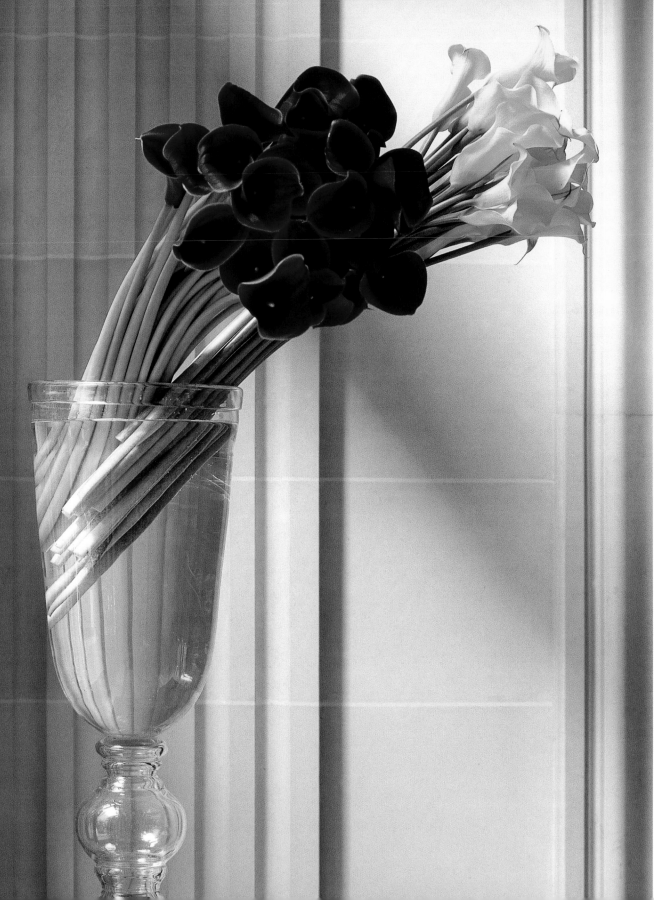

Ci-contre
Mélange subtil d'arums
de deux couleurs différentes.
À droite
Dans un vase Médicis
(copie du XVIIIᵉ siècle),
les arums 'Mango' sont
délicatement posés.

On this page
A subtle mixture of two
different colored arum lilies.

On the right
'Mango' arum lilies
are delicately placed
in an 18th century
style Medici vase.

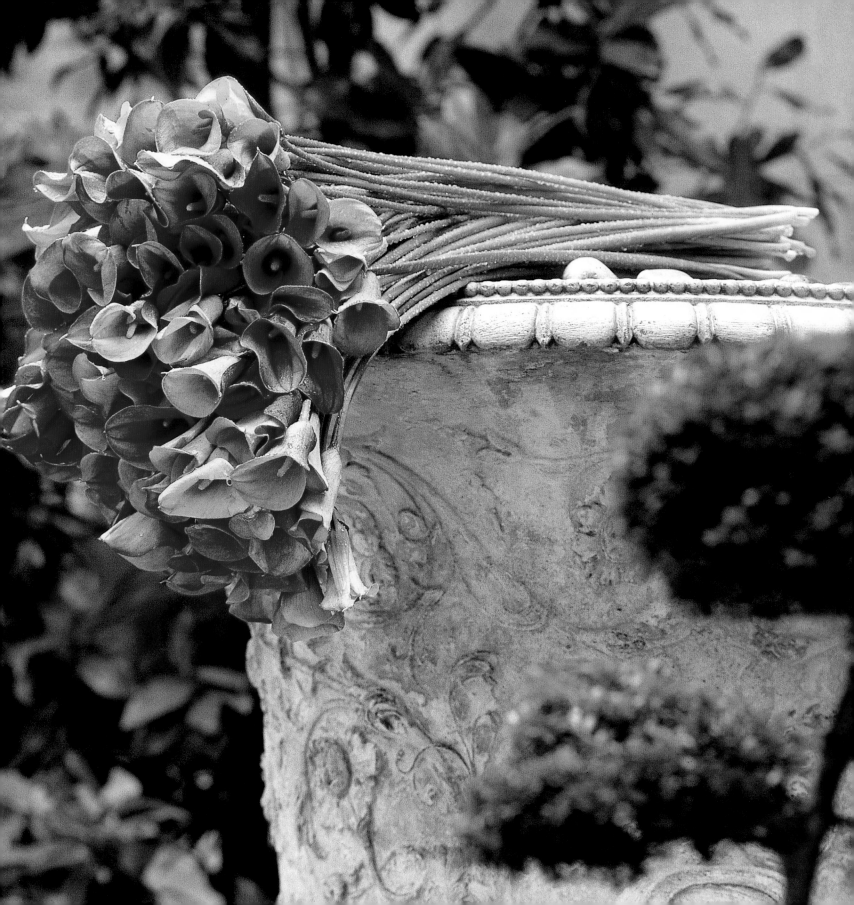

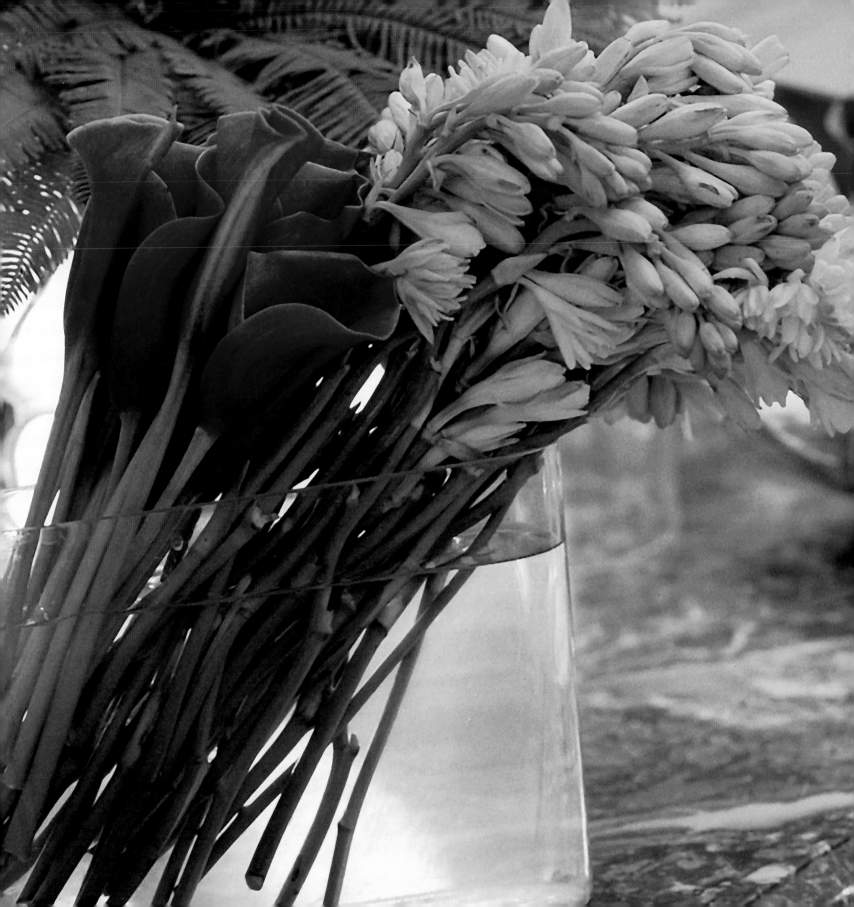

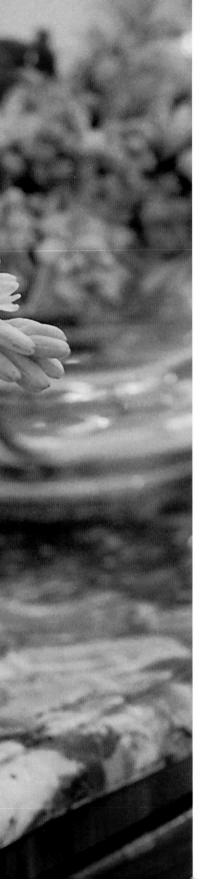

À gauche
Sur une commode,
mélange d'arums
rouges, de tubéreuses
et de fougères.
Ci-dessous
À gauche
Roses 'Leonidas',
anthuriums chocolat
et bambous.
À droite
Orchidées 'Vanda'
orange et houx
'Golden Verboom'.

On the left
A mixture of red arum
lilies, tuberoses,
and umbrella fern
on a chest of drawers.
Below
On the left
'Leonidas' roses,
brown anthuriums
and bamboo.
On the right
Orange 'Vanda'
orchids and 'Golden
Verboom' ilex.

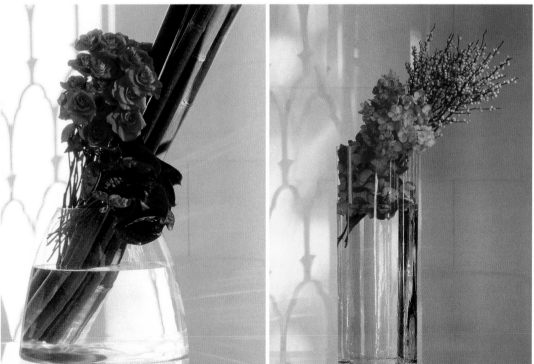

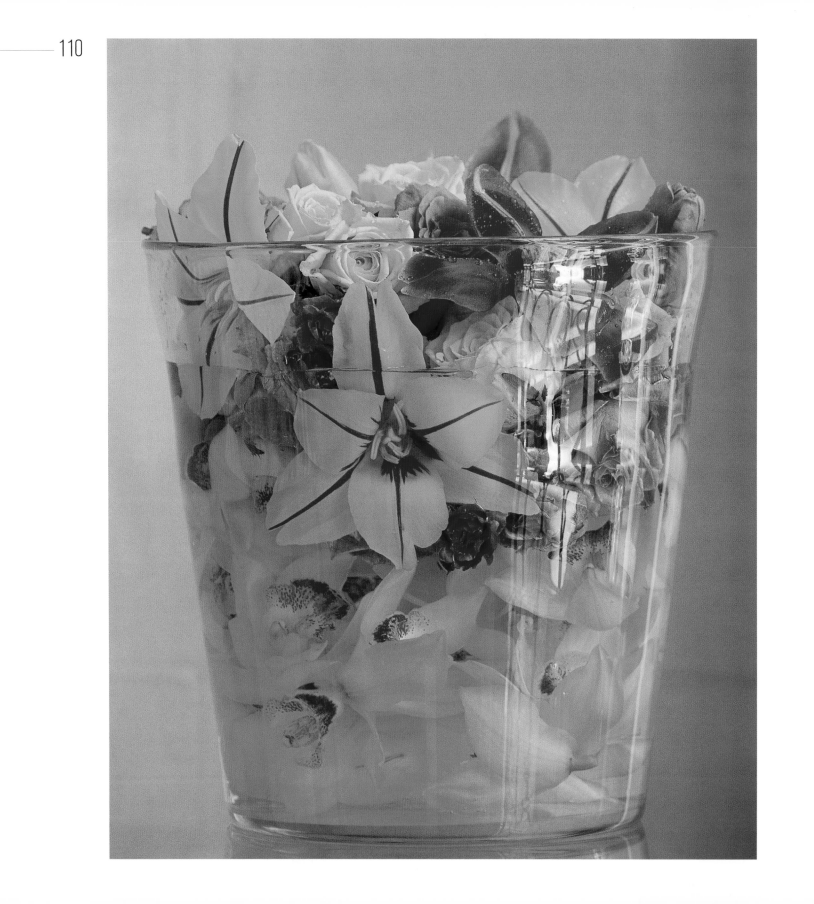

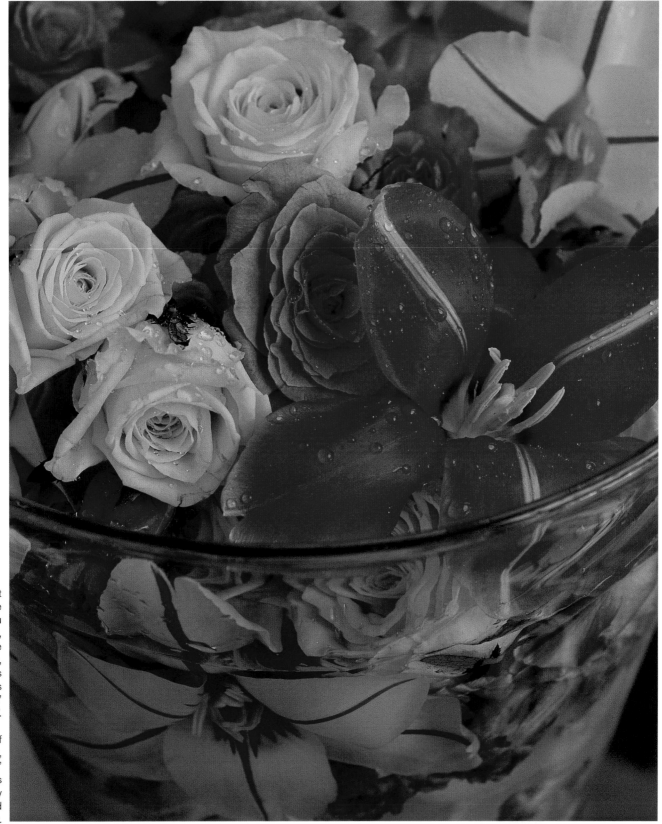

Totalement
immergée
dans un seau
transparent,
une salade
d'orchidées,
de tulipes
et de roses
'Limona'
et 'Milva'.

A mixture of
orchids, tulips,
'Limona'
and 'Milva' roses
are completely
submerged
in water.

Ci-contre
Sur une console
en bois doré,
kaléidoscope
d'œillets jaunes et
orange mêlés
à des pétales
de roses 'Milva'.
À droite
Dans des coupes
en verre, boules-de-
neige, roses 'Milva'
et orchidées
'Omega'.

On this page
A kaleidoscope
of yellow
and orange
carnations mixed
with 'Milva' rose
petals are placed on
a golden wood table.
On the right
Viburnum, 'Milva'
roses and 'Omega'
orchids in glass
dishes.

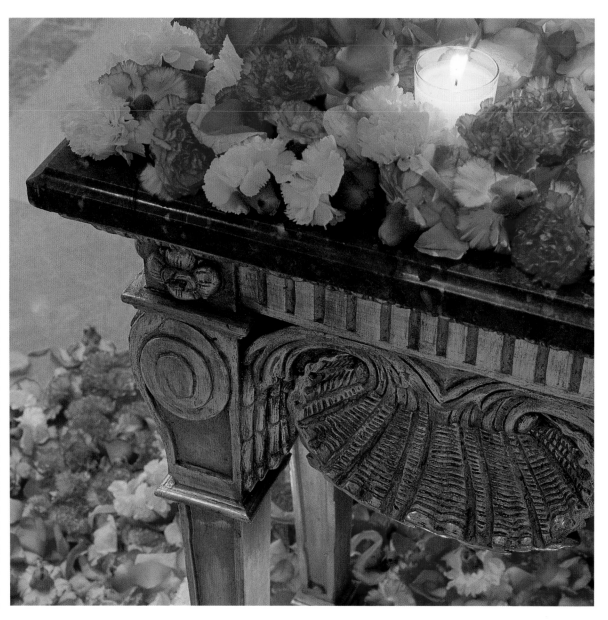

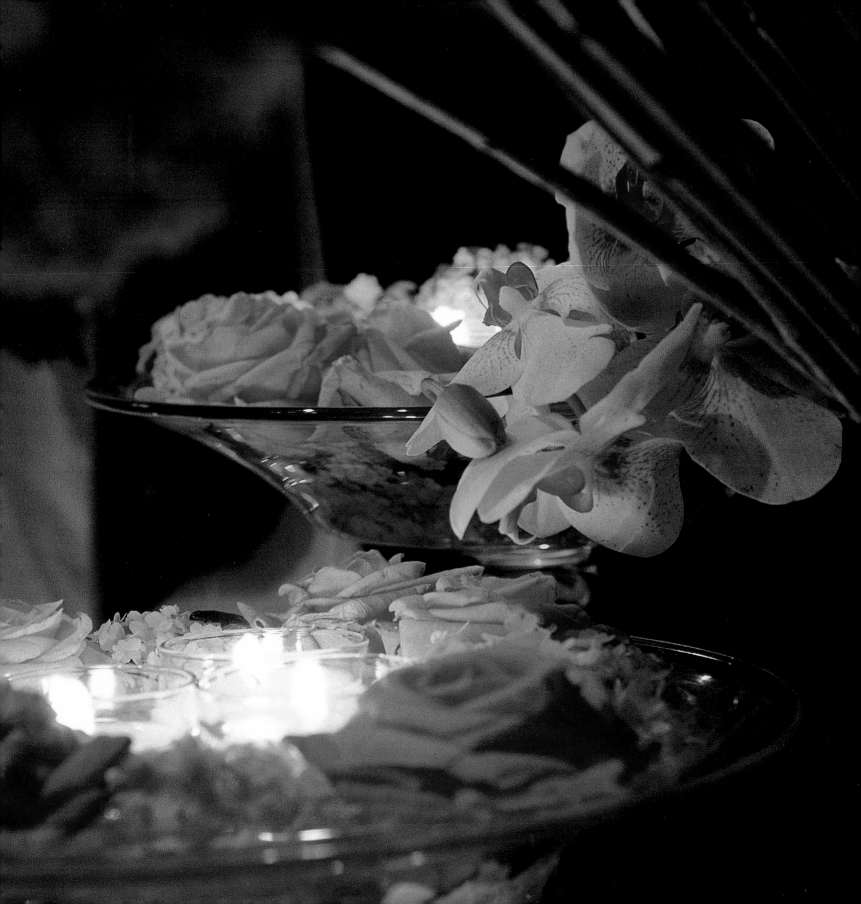

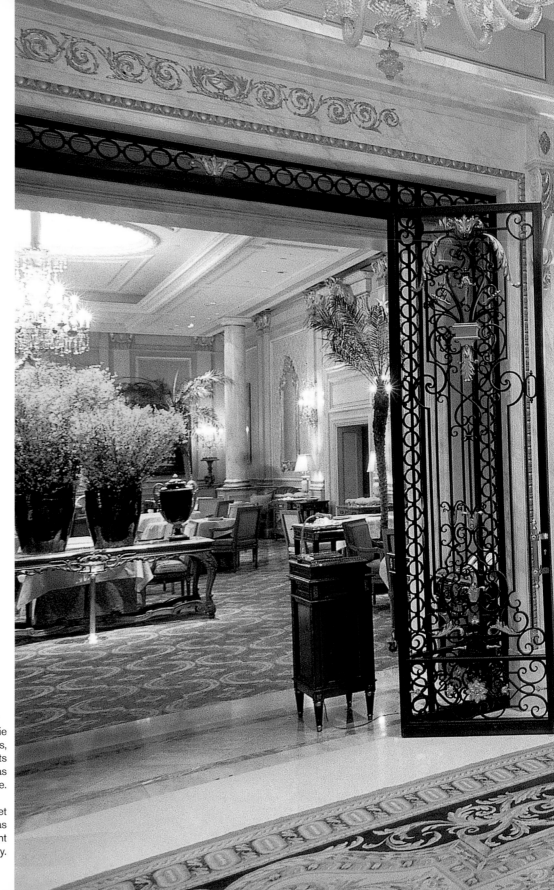

Devant la tapisserie
des Flandres,
somptueux bouquets
de forsythias
et de boules-de-neige.

A sumptuous bouquet
of forsythias
and viburnum in front
of the Flemish tapestry.

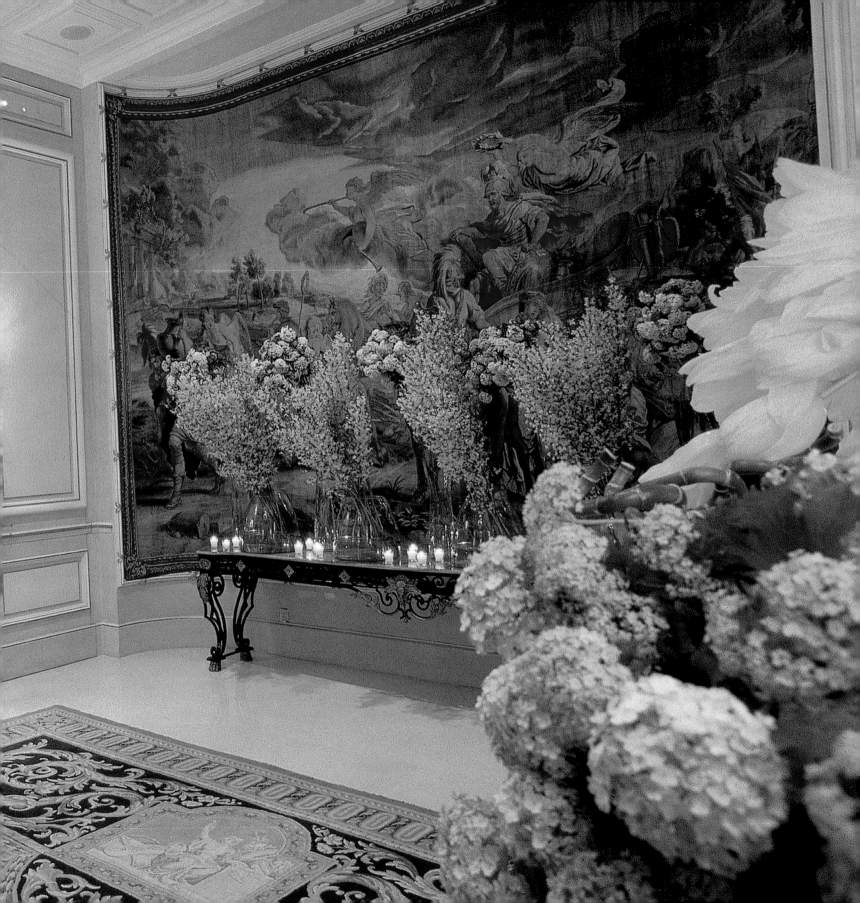

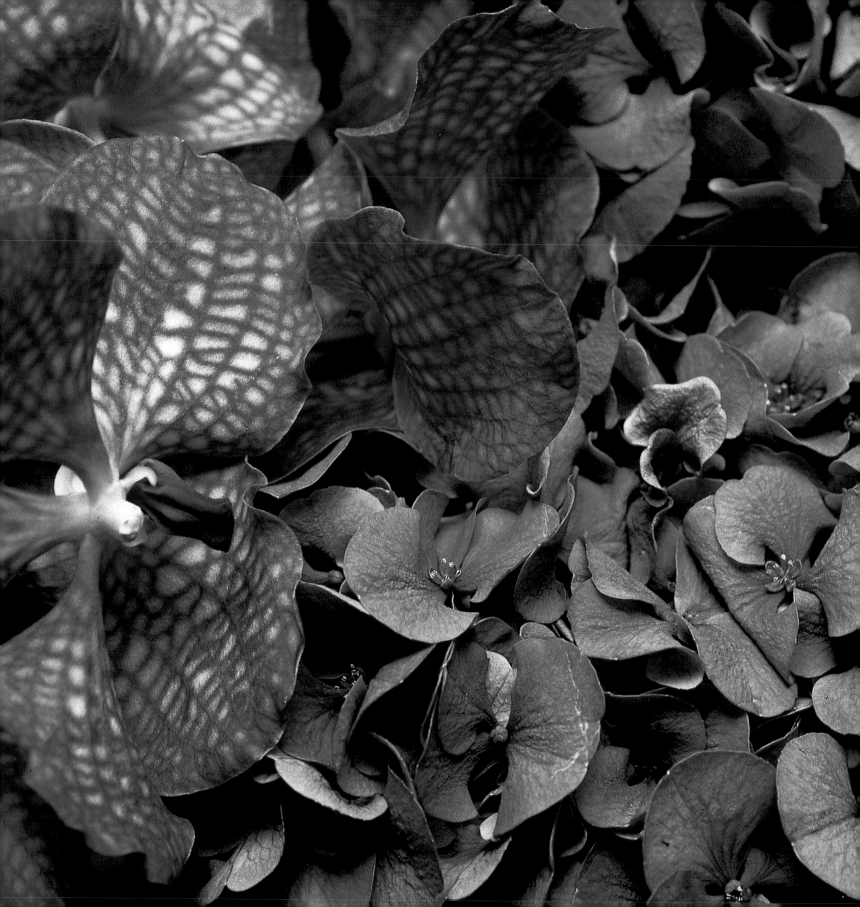

FUCHSIA ET VIOLET
FUCHSIA & PURPLE

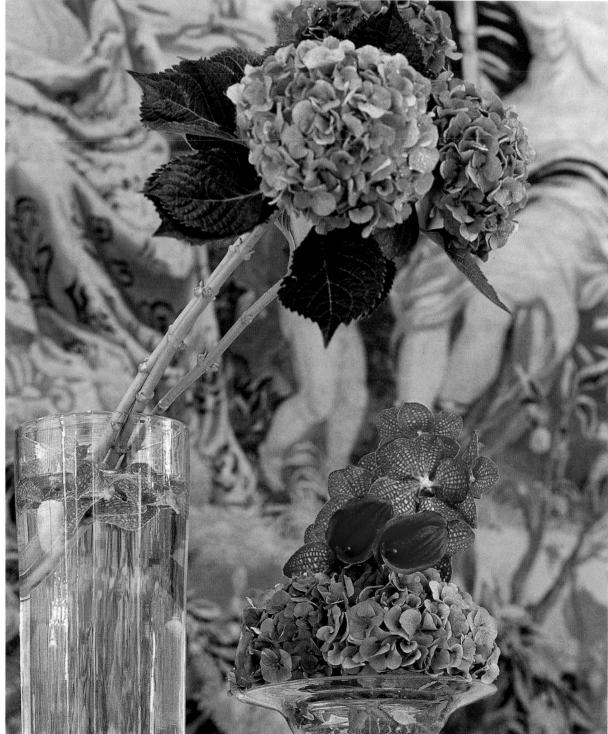

Hortensias violets,
orchidées 'Vanda'
et arums rouges.

Purple hydrangeas,
'Vanda' orchids
and red arum lilies.

Longtemps perçu comme le symbole du deuil, de la solitude ou de la mélancolie, le violet a retrouvé de sa superbe. Au pied d'un spectaculaire bouquet de delphiniums, sont disposés des cylindres transparents d'où jaillissent des arums en arabesques. Enfouies sous l'eau, les orchidées 'Vanda' exhibent leurs fleurs nervurées avec ostentation tandis que les lotus s'épanouissent si bien que leurs pétales retombent gracieusement sur la dalle de verre. Hortensias parme, violets et fuchsia se dévoilent en pyramide et, sous une cascade de plumes de paon, s'étirent les lilas dans trois somptueuses jarres de céramique noire. Dépouillement asiatique de certaines compositions quand les orchidées roses côtoient les bambous sombres ; spiritualité lorsque les hortensias prennent la couleur d'une robe d'évêque.

Long seen as a symbol of mourning, loneliness and melancholy, purple is reclaiming its glory. Transparent cylinder vases are placed at the foot of a spectacular bouquet of delphiniums from which ornamental arum lilies boldly arch in arabesque. Submerged in water, 'Vanda' orchids unveil their veined flowers as the lotus spreads its petals which fall graciously onto the glass flagstone. Purple and fuchsia hydrangeas reveal their beauty in a pyramid and, under a cascade of peacock feathers, the lilac stretch out in three sumptuous black ceramic pots. Sparse minimalism when pink orchids are combined with dark bamboo for an Asian effect; spirituality when the hydrangeas claim the color of a clergyman's robe.

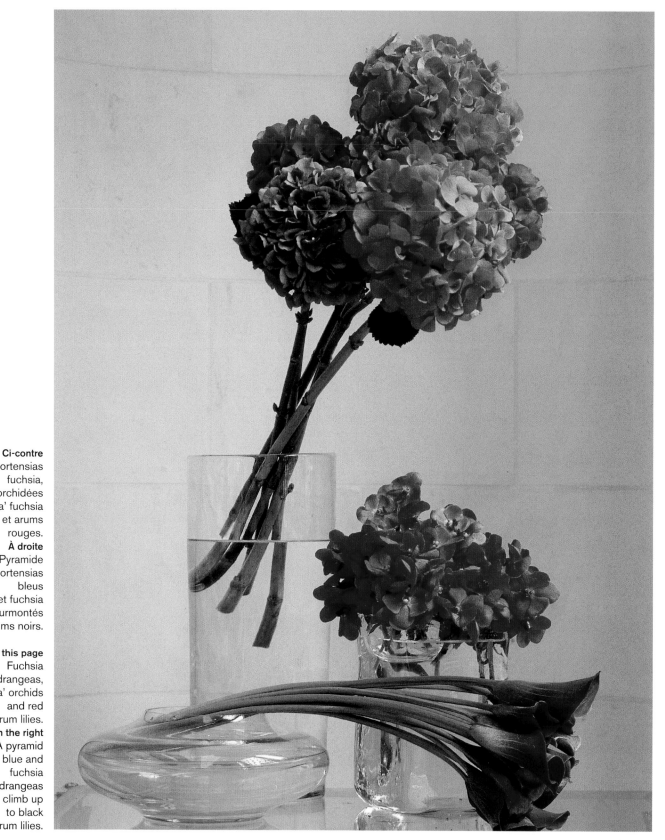

Ci-contre
Hortensias
fuchsia,
orchidées
'Vanda' fuchsia
et arums
rouges.
À droite
Pyramide
d'hortensias
bleus
et fuchsia
surmontés
d'arums noirs.

On this page
Fuchsia
hydrangeas,
'Vanda' orchids
and red
arum lilies.
On the right
A pyramid
of blue and
fuchsia
hydrangeas
climb up
to black
arum lilies.

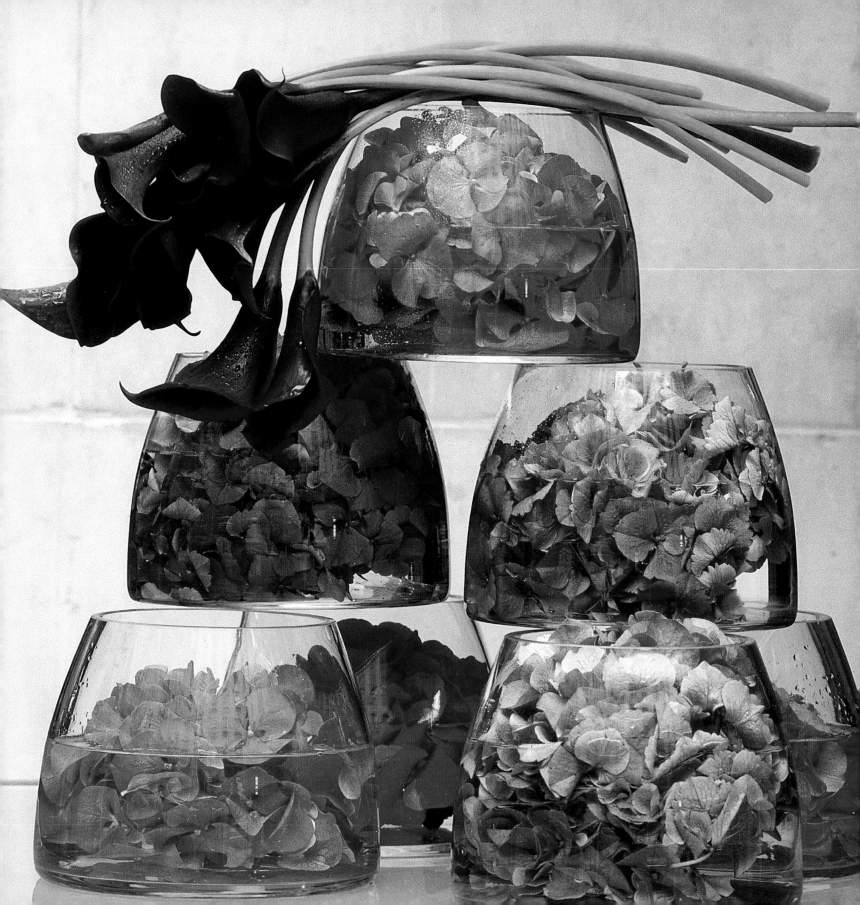

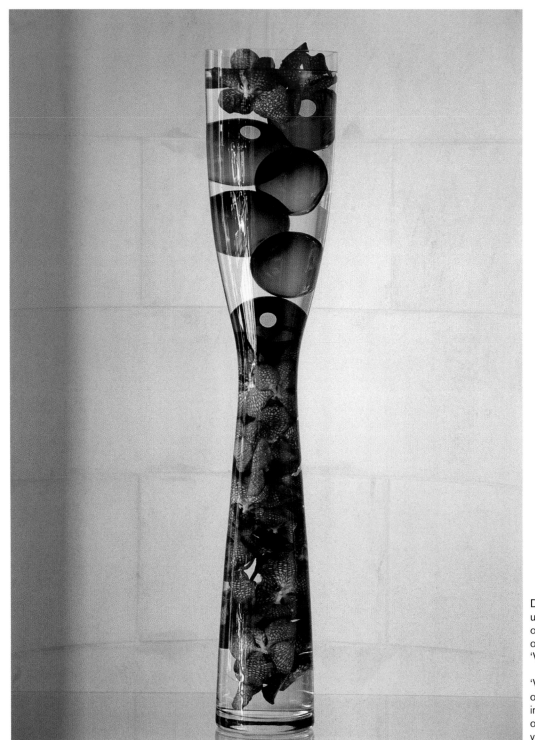

Dans
un vase
oblongue,
orchidées
'Vanda'.

'Vanda'
orchids
in an
oblong
vase.

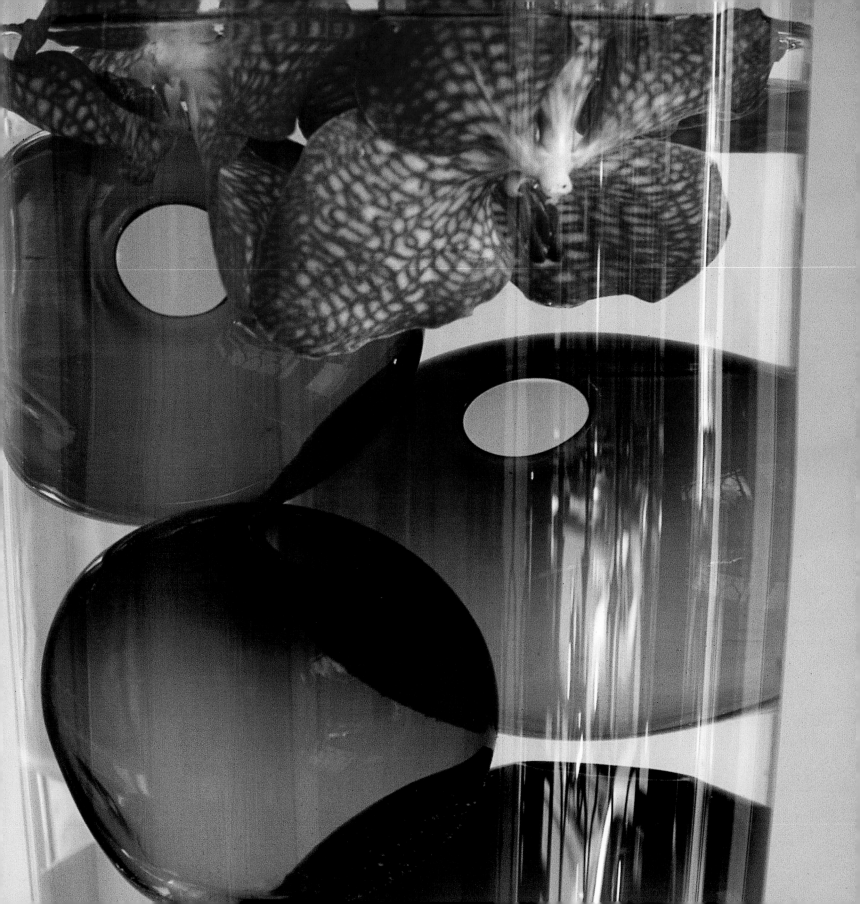

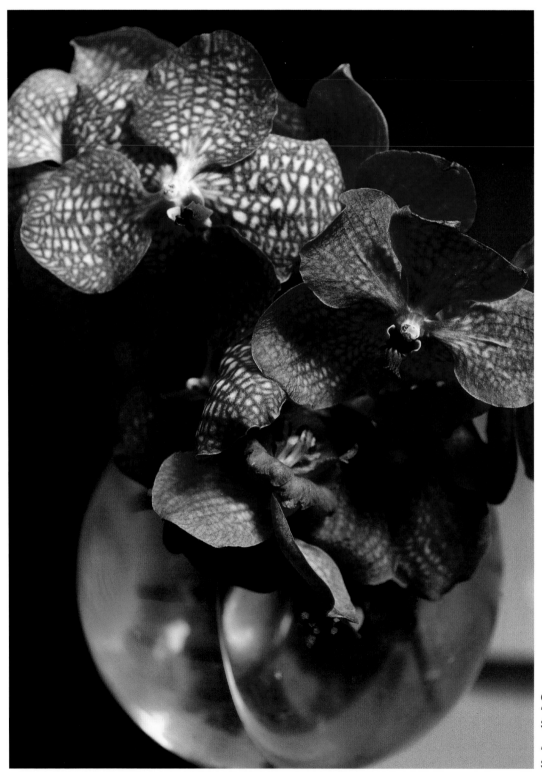

Orchidées
'Vanda Black
Spot'.

'Vanda Black
Spot' orchids.

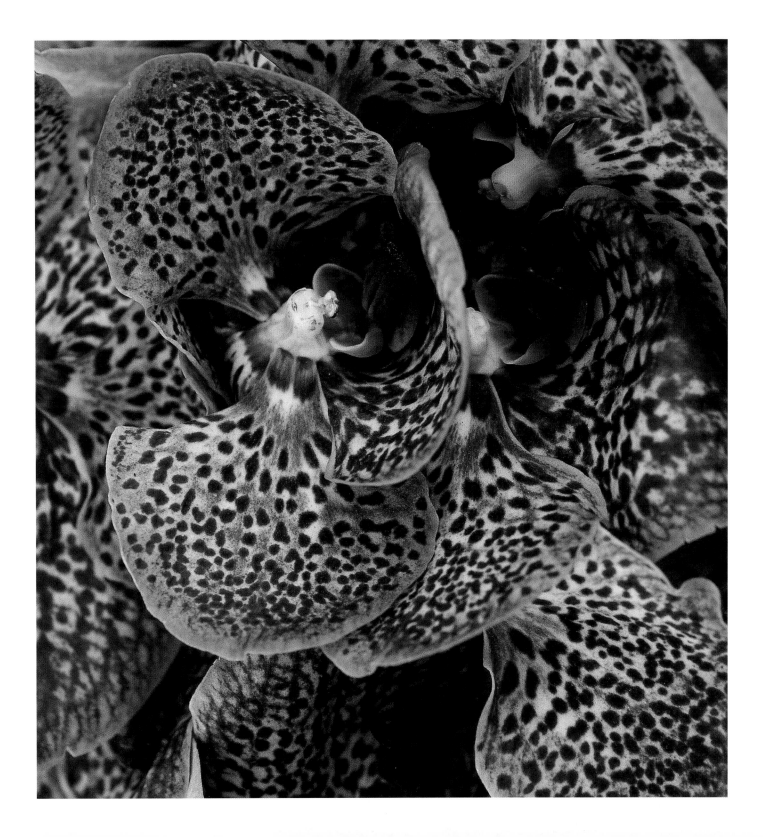

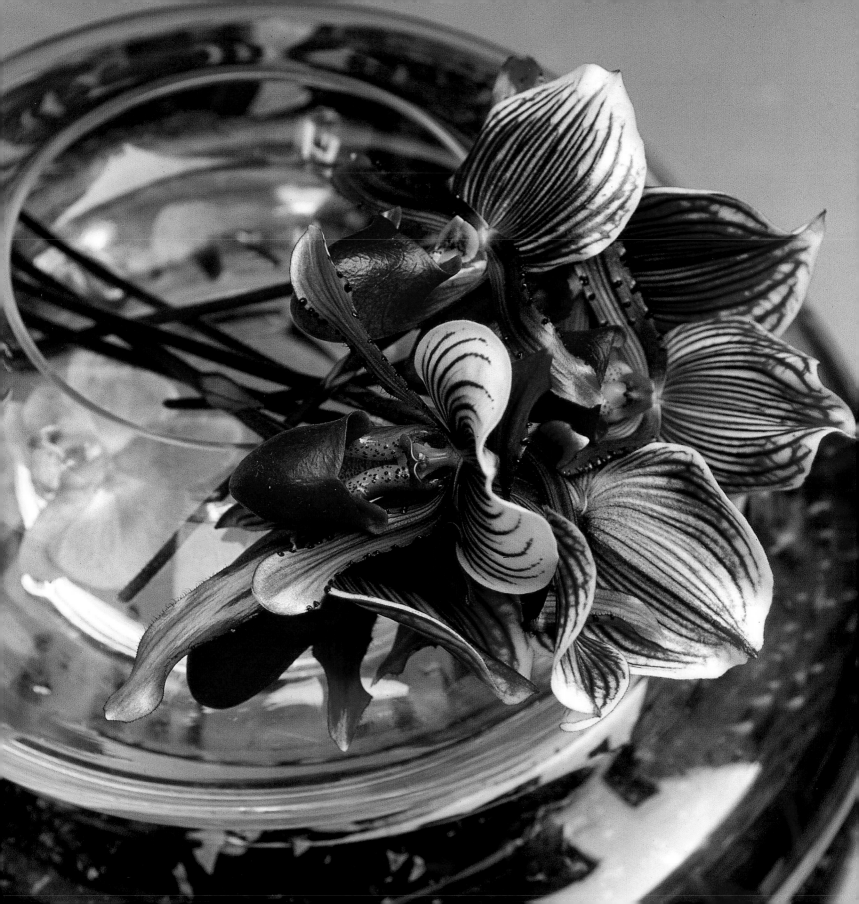

À gauche,
Orchidées
'Samantha'.
Ci-contre
Orchidées
'Samantha',
dahlias rouges
et arums noirs.

On the left
'Samantha'
orchids.
On this page
'Samantha'
orchids,
red dahlias
and black
arum lilies.

Pages suivantes
À gauche
Roses
'Jacaranda'
et tulipes
perroquets
'Rococo'.
À droite
Branches
de callicarpa.

On the following
pages
On the left
'Jacaranda'
roses and
'Rococo' parrot
tulips.
On the right
Branches of
callicarpa.

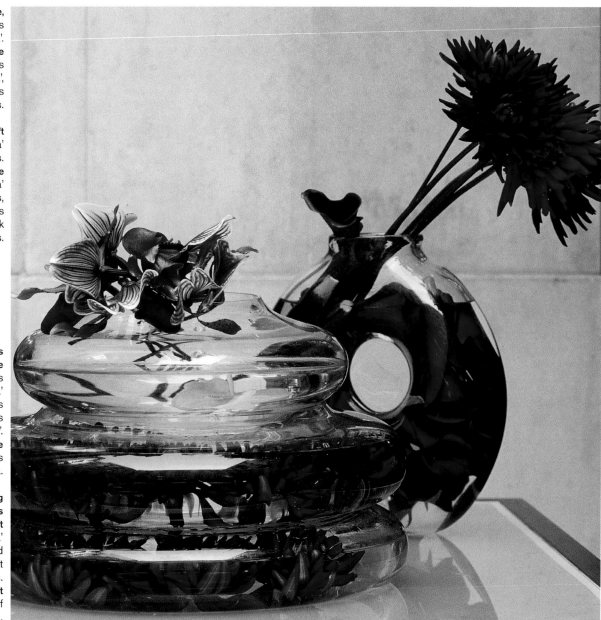

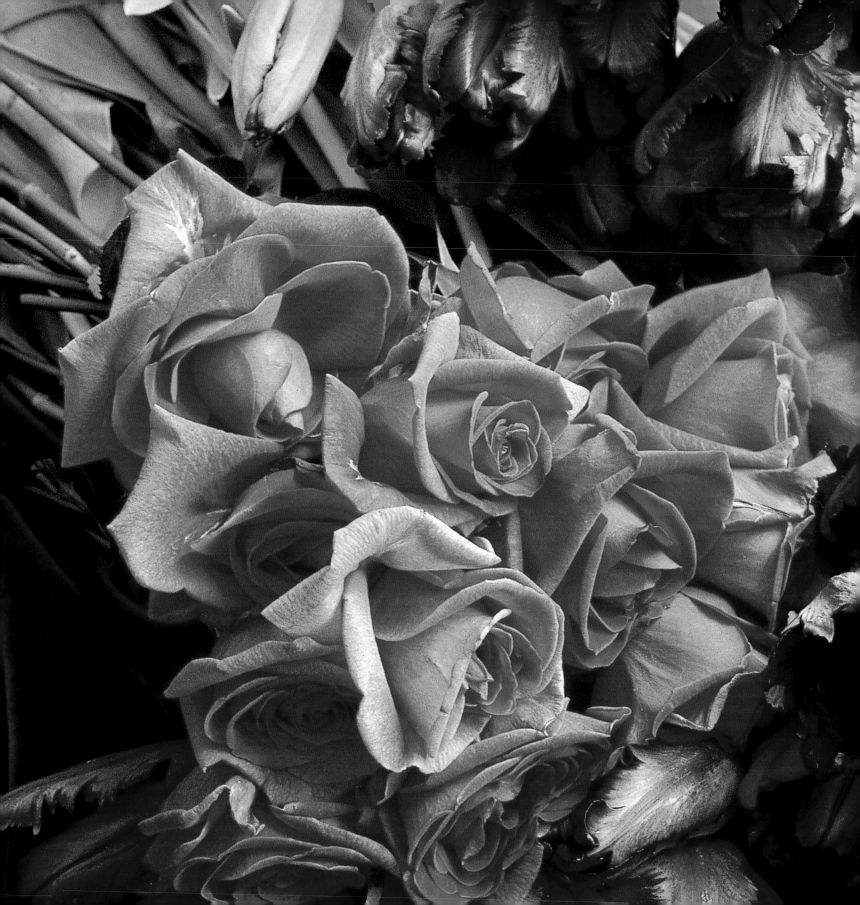

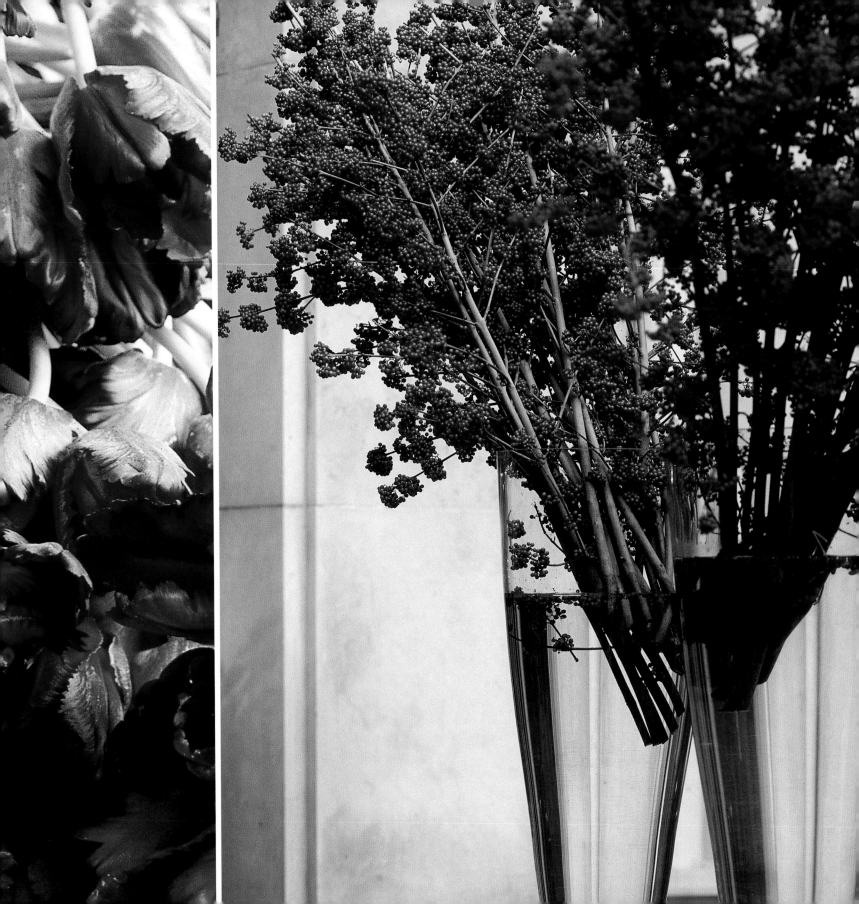

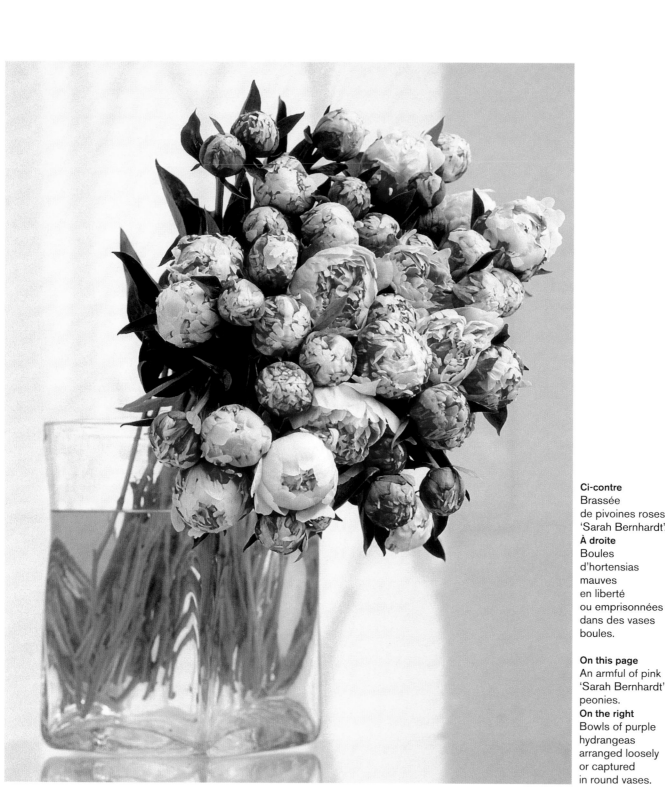

Ci-contre
Brassée
de pivoines roses
'Sarah Bernhardt'.
À droite
Boules
d'hortensias
mauves
en liberté
ou emprisonnées
dans des vases
boules.

On this page
An armful of pink
'Sarah Bernhardt'
peonies.
On the right
Bowls of purple
hydrangeas
arranged loosely
or captured
in round vases.

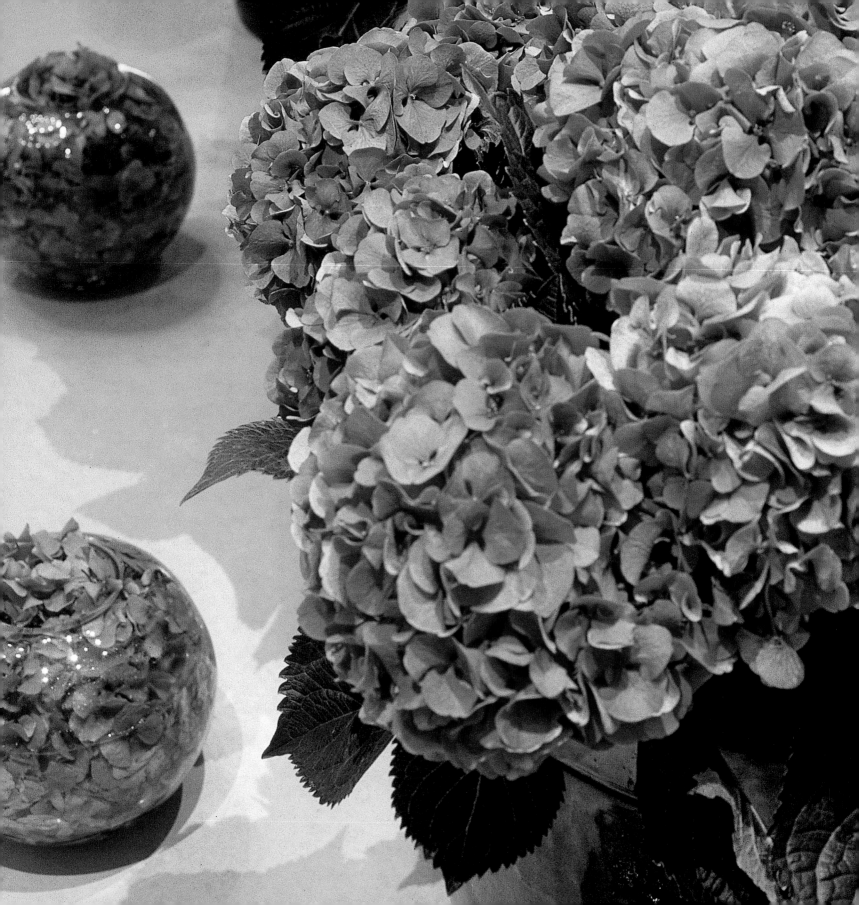

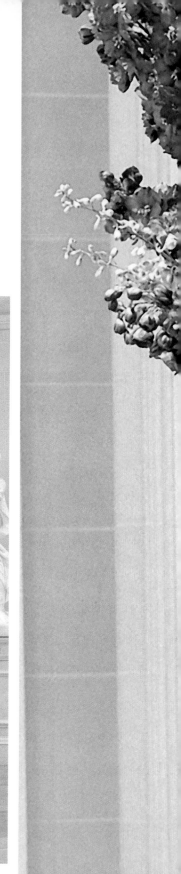

Ci-contre
Delphiniums 'Chrystel',
hortensias roses,
hortensias bleus,
orchidées 'Vanda'
et arums 'Majestic red'.
À droite
Pour mettre en valeur
le bleu des delphiniums,
cinq bouquets d'arums
'Majestic red'.

On this page
'Chrystel' delphiniums,
pink hydrangeas, 'Vanda'
orchids and 'Majestic
red' arum lilies.
On the right
Five bouquets of
'Majestic red' arum lilies
bring out the blue
of the delphiniums.

Pages suivantes
Dans des vases boules
remplis d'orchidées
'Vanda', des arums
noirs et rouges
et des orchidées
'Samantha'.

On the following pages
Black and red arum
lilies and 'Samantha'
orchids in a vase filled
with 'Vanda' orchids.

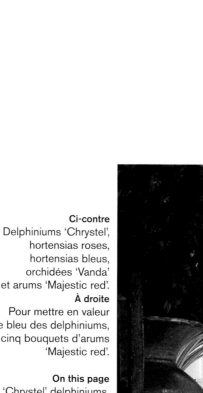

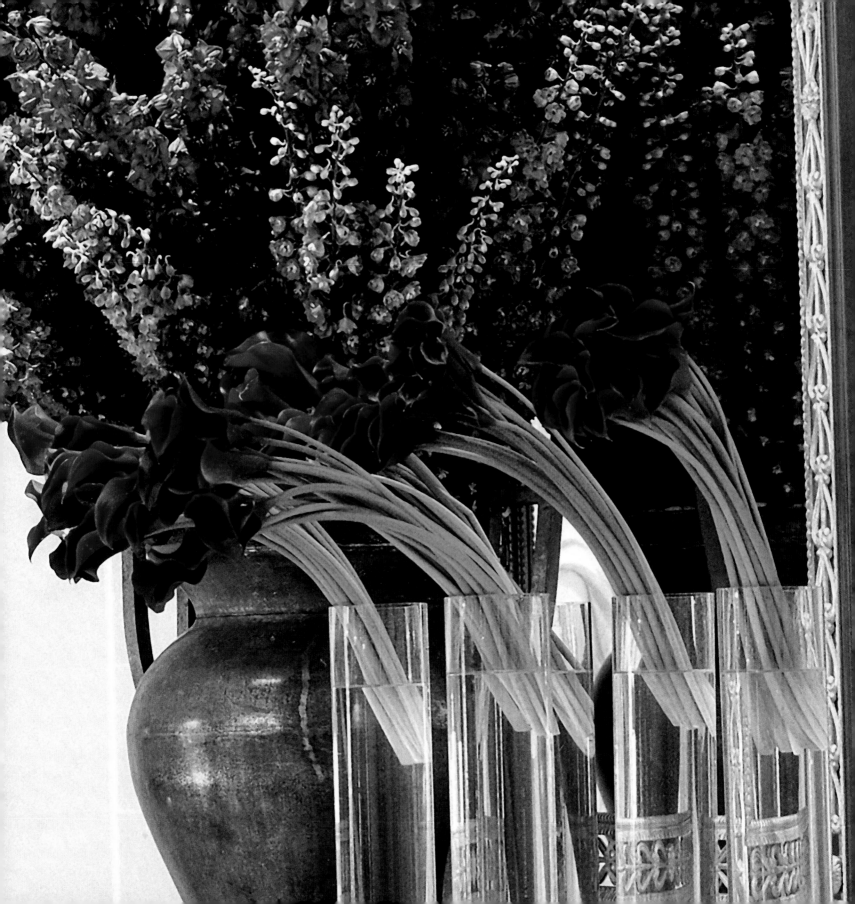

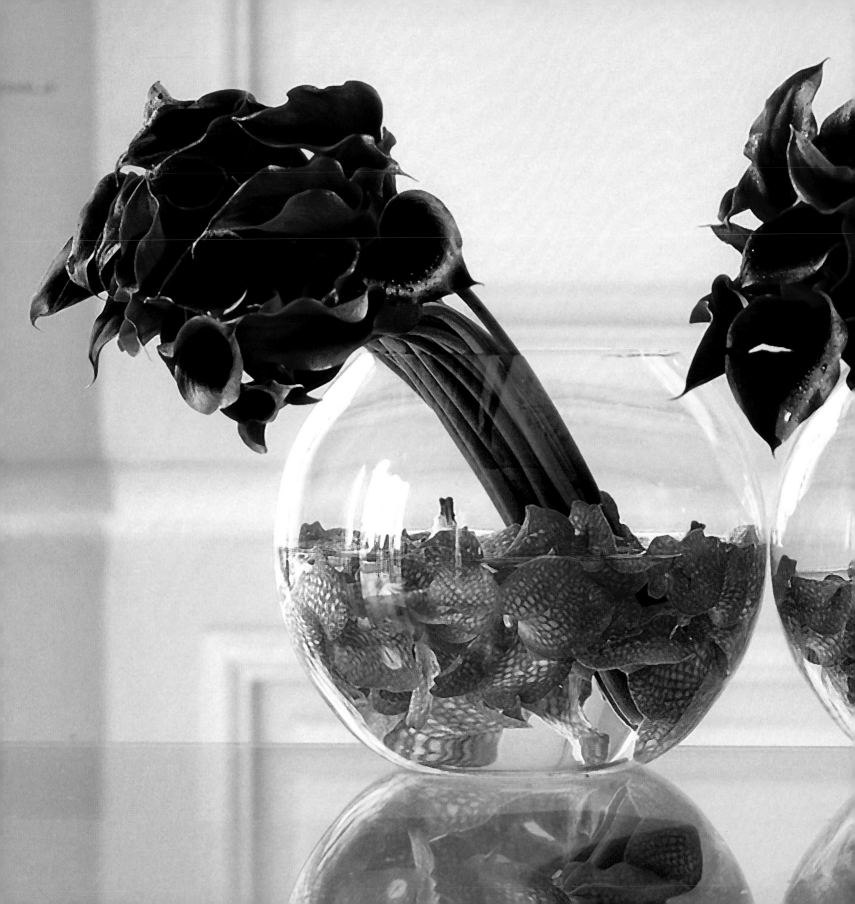

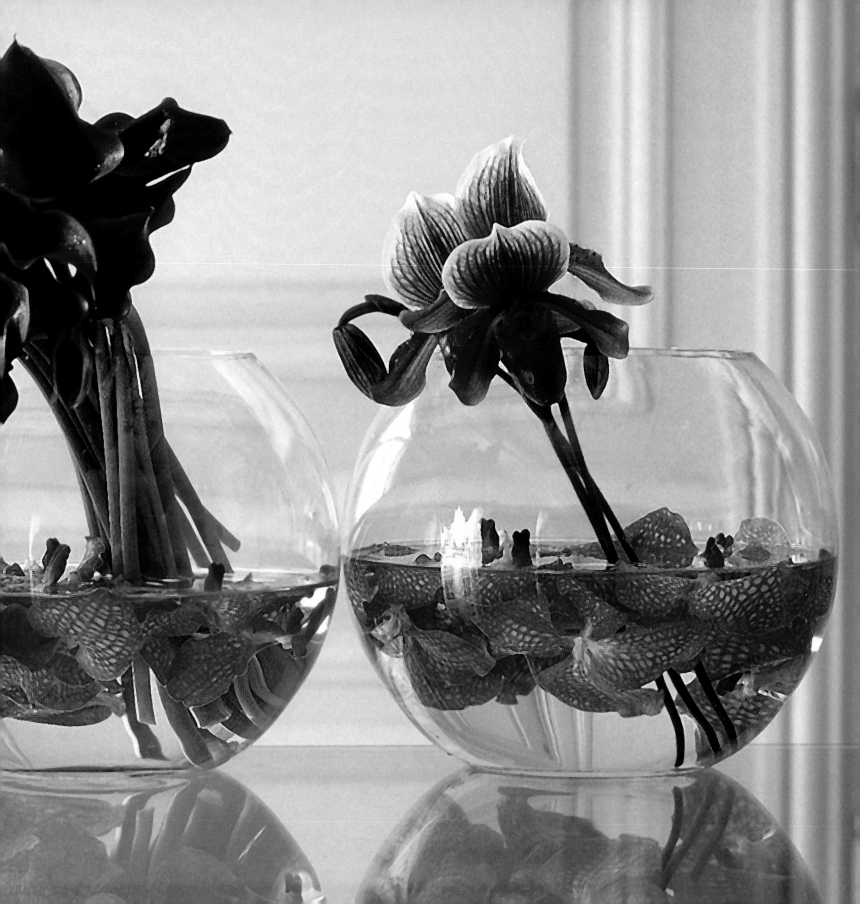

Ci-dessous Se reflétant dans le miroir, des orchidées 'Cerise' et 'Vanda' et des hortensias mauves.
À droite Le fuchsia des orchidées 'Cerise', le bleu des hortensias rehaussent la couleur violette des delphiniums 'Chrystel'.

Below 'Cerise' orchids, 'Vanda' orchids and purple hydrangeas are reflected in the mirror.
On the right The pink of the 'Cerise' orchids with the blue of the hydrangeas bring out the purple of the 'Chrystel' delphiniums.

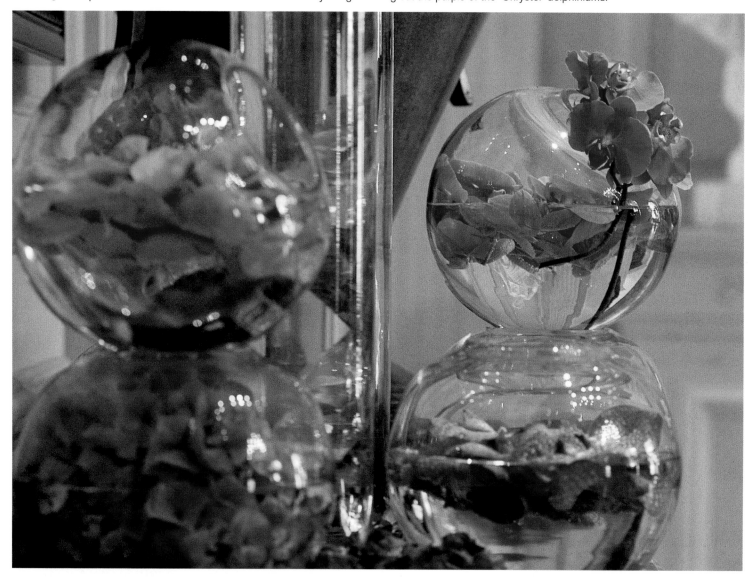

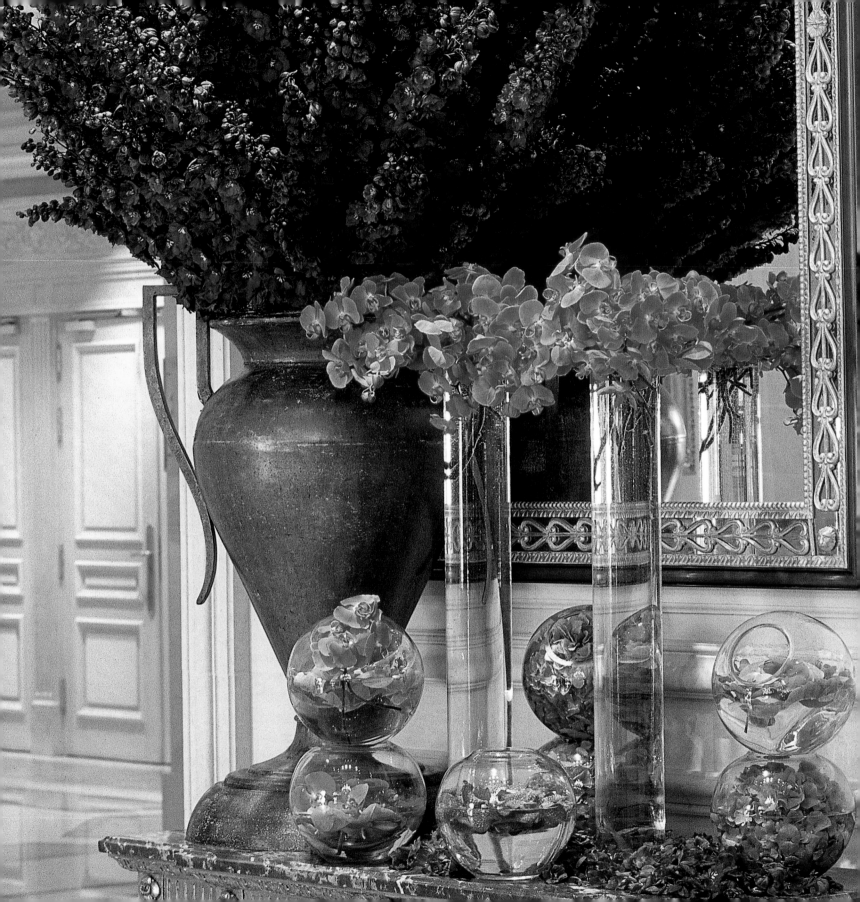

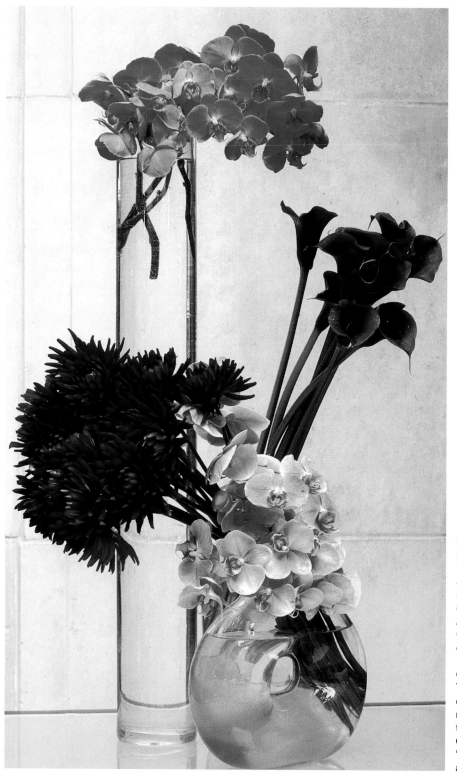

Ci-contre
Les orchidées
'Cerise' contrastent
avec les dahlias
rouge foncé
et les arums noirs.
À droite
Orchidées 'Vanda'
et jacinthes d'eau.

On this page
The 'Cerise' orchids
contrast with the dark
red dahlias and
the black arum lilies.
On the right
'Vanda' orchids
and aquatic plants.

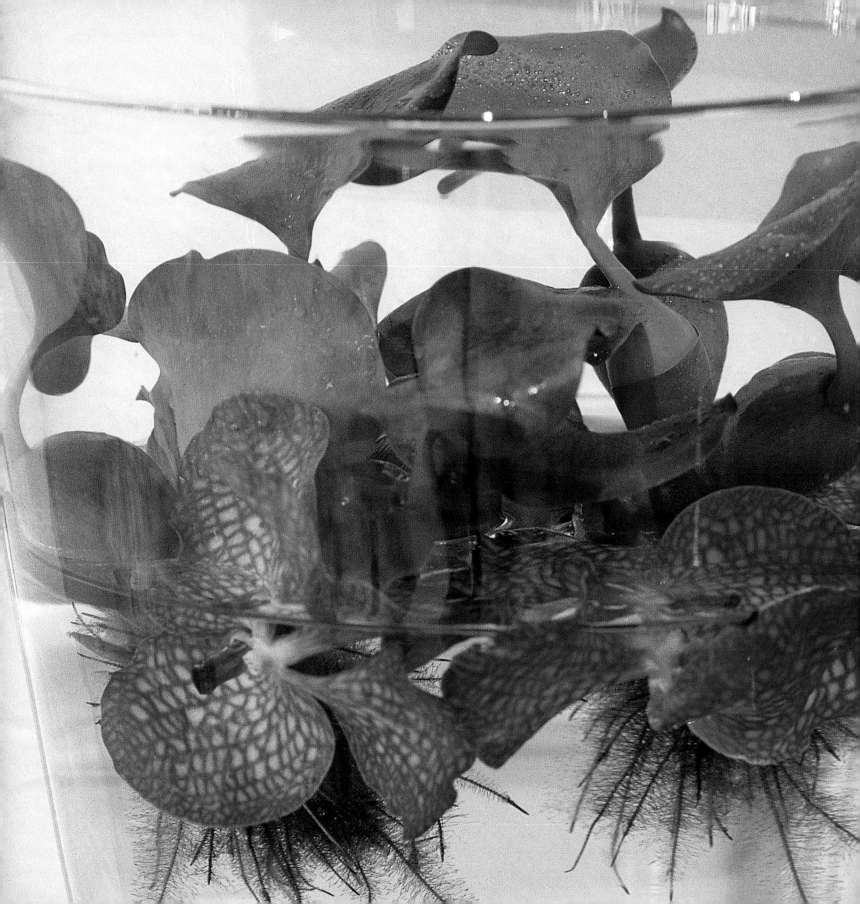

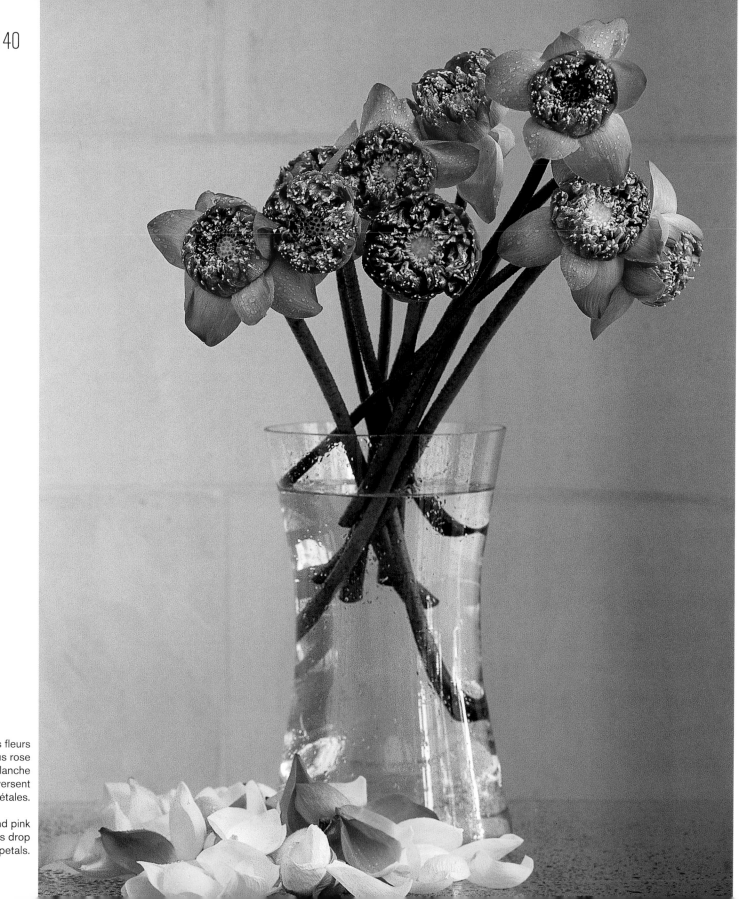

Les fleurs
de lotus rose
et blanche
déversent
leurs pétales.

White and pink
lotus flowers drop
their petals.

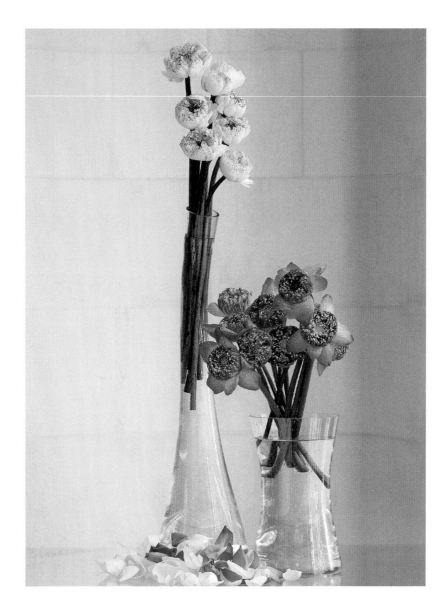

Pages suivantes À gauche Orchidées 'Vanda' fuchsia.
À droite Orchidées 'Cerise', arums 'Majestic red', roses 'Jacaranda' et boules-de neige toisent les pétales de delphiniums.

On the following pages On the left Fuchsia 'Vanda' orchids.
On the right 'Cerise' orchids, 'Majestic red' arum lilies, 'Jacaranda' roses and viburnum reign over delphinium petals.

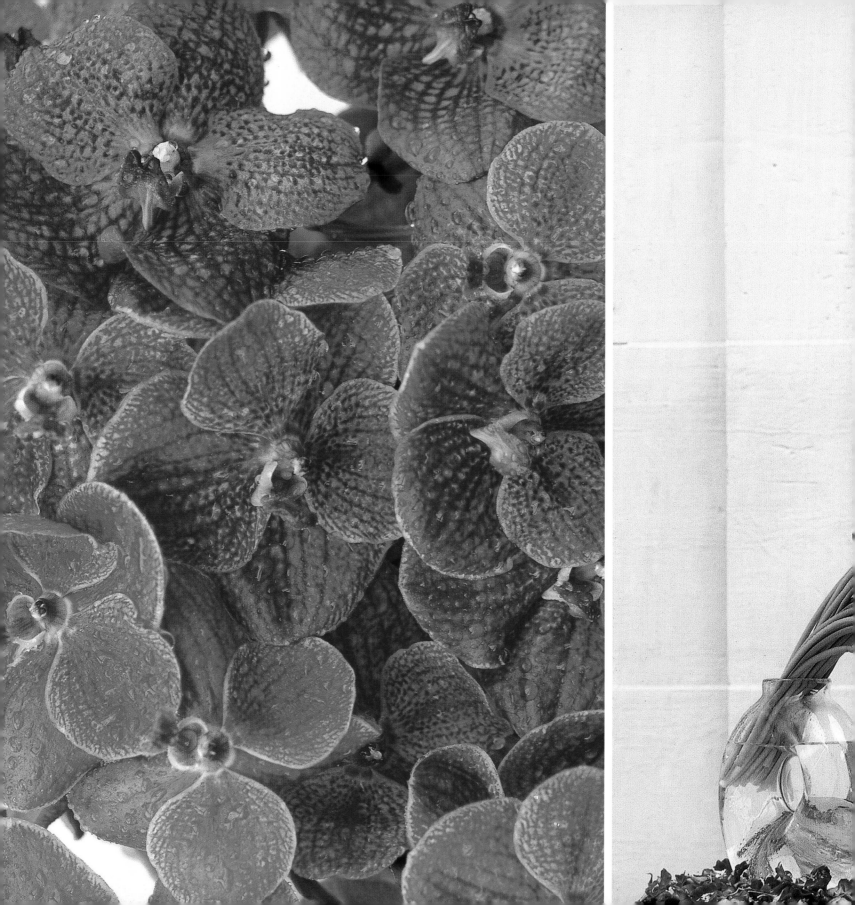

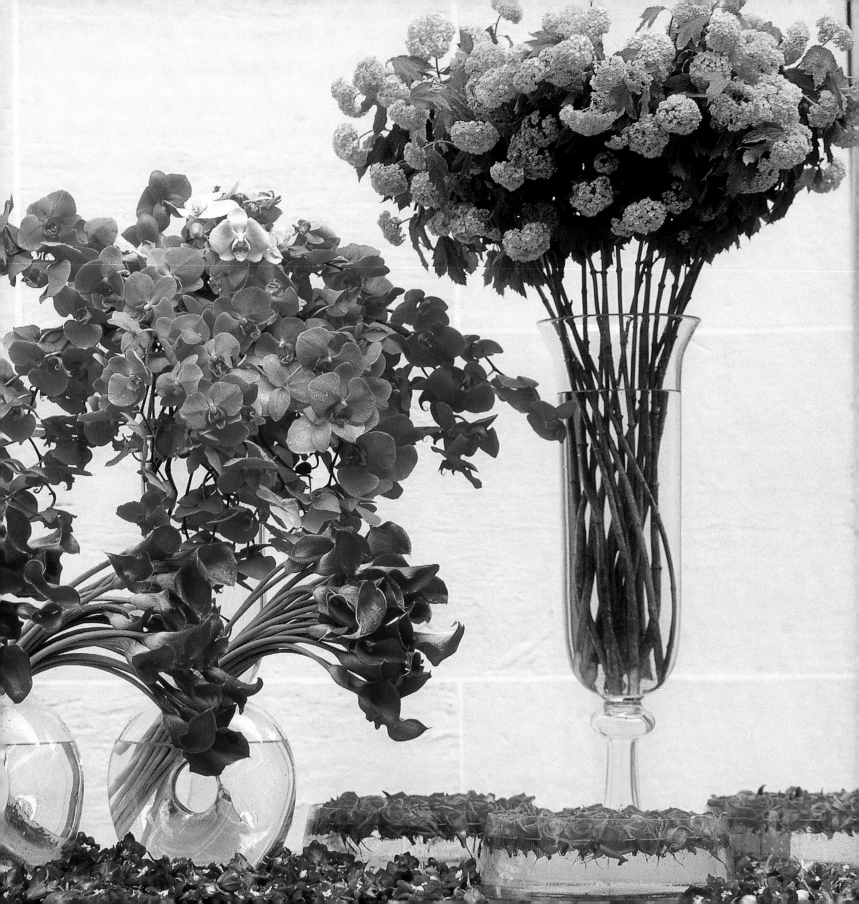

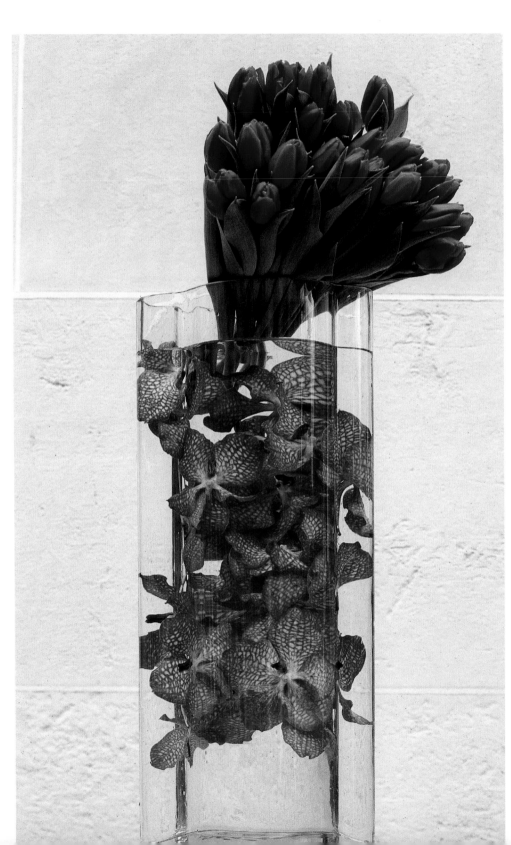

Ci-contre
Les tiges
des tulipes fuchsia
disparaissent
derrière
les orchidées
'Vanda'.
À droite
Arums noirs
et orchidées
'Samantha'
s'épanouissent
dans l'eau
des orchidées
'Vanda'.

On this page
The stems of
fuchsia tulips
are hidden
behind 'Vanda'
orchids.
On the right
Black arum lilies
and 'Samantha'
orchids mix with
'Vanda' orchids
in the water.

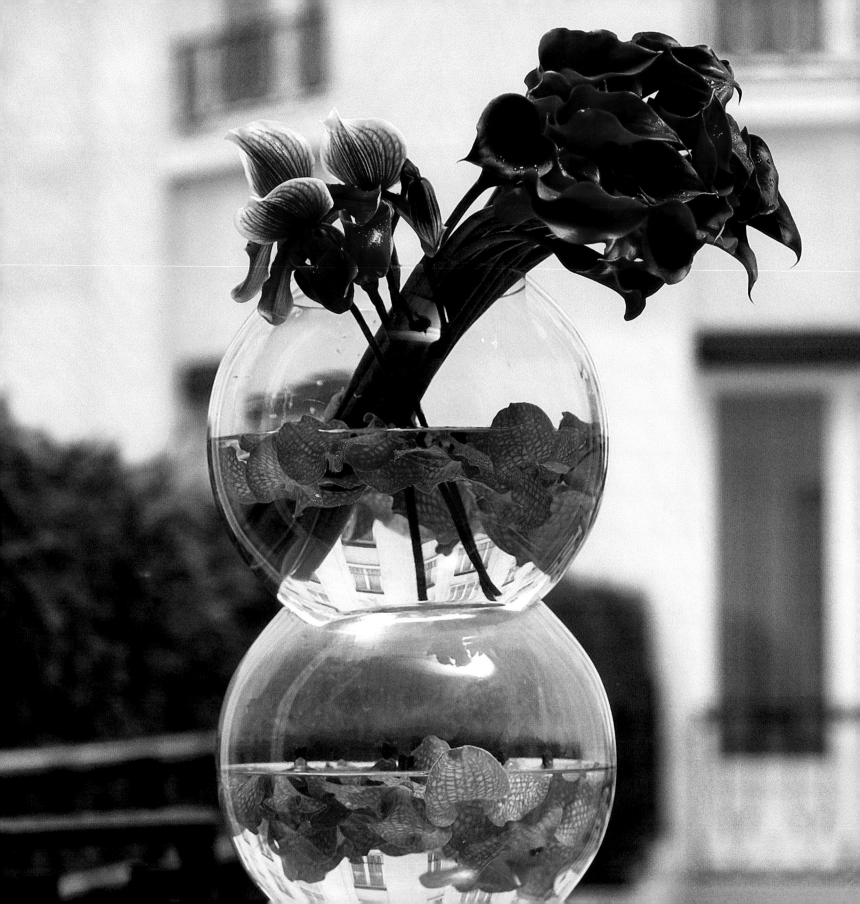

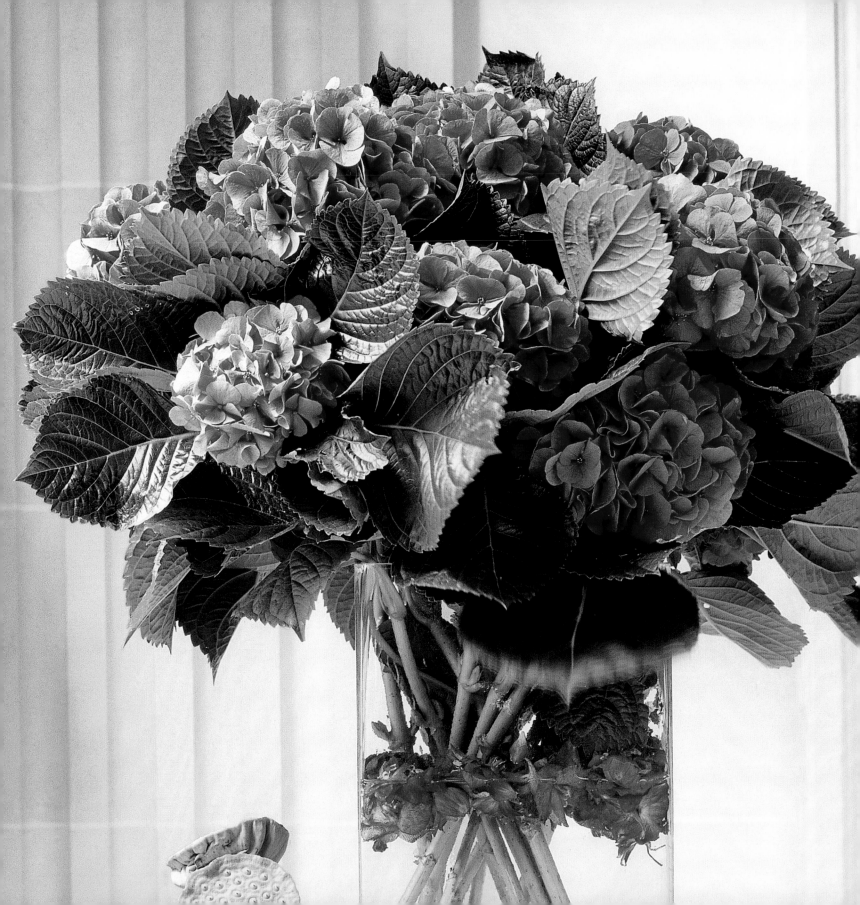

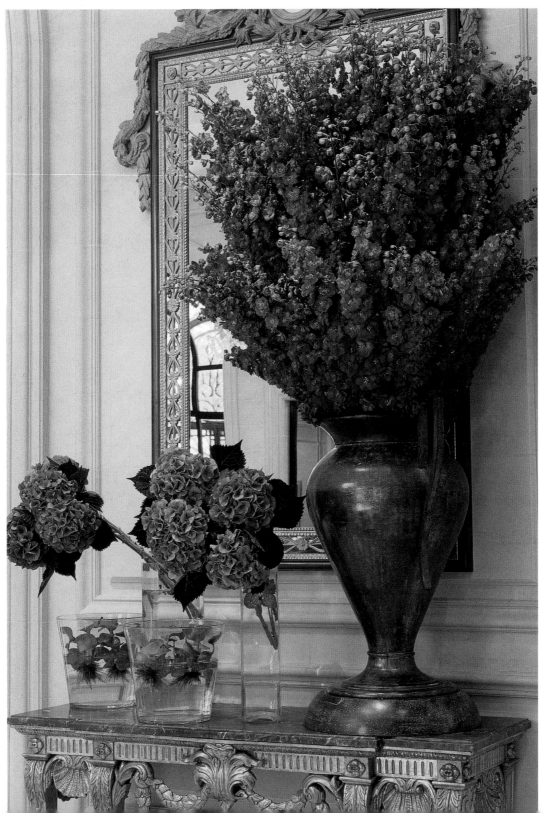

À gauche
Les hortensias
violets ont l'air
d'être retenus
par un lien
de pétales
de delphiniums.
Ci-contre
Symphonie
du mauve
des hortensias
et du violet
des delphiniums
'Chrystel'.

On the left
Purple
hydrangeas
look like
they are held
together
by a string
of delphinium
petals.
On this page
A harmony
of the mauve
of hydrangeas
and the purple
of 'Chrystel'
delphiniums.

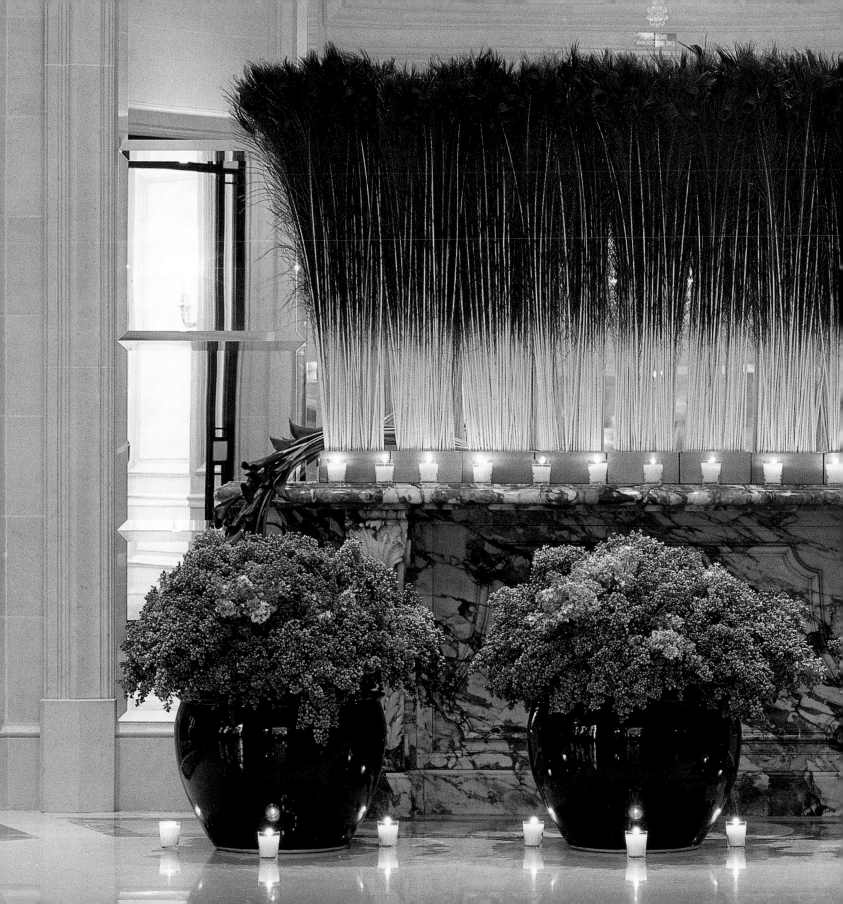

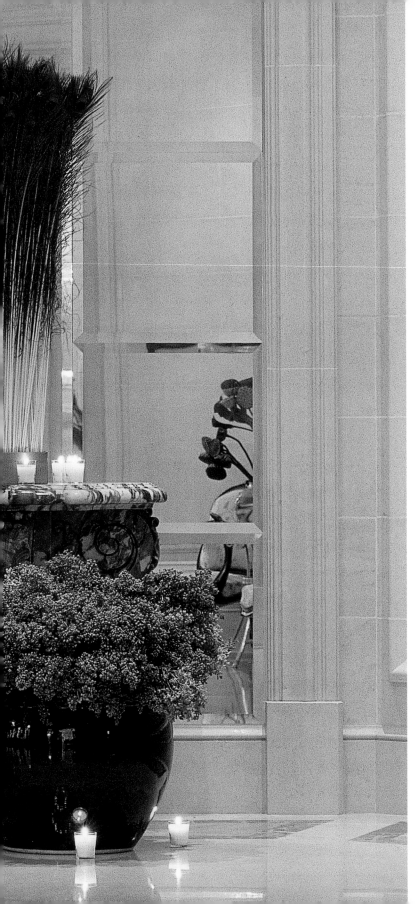

Somptueuses compositions de lilas 'Hugo Koster'
dans des vases de céramique noire tandis que, sur
la console de marbre, trônent des plumes de paon.

A sumptuous arrangement of 'Hugo Koster'
lilac in a black ceramic vases; peacock feathers
rest on the marble table.

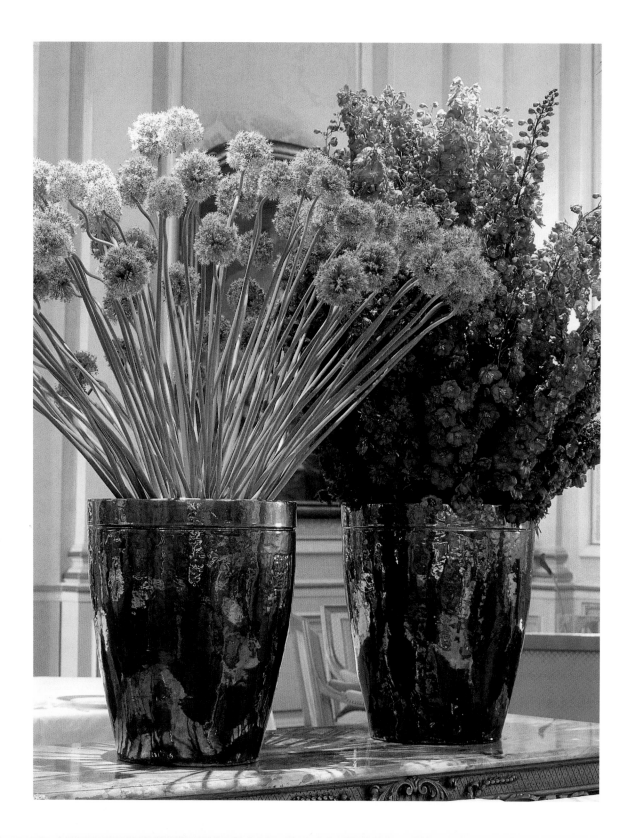

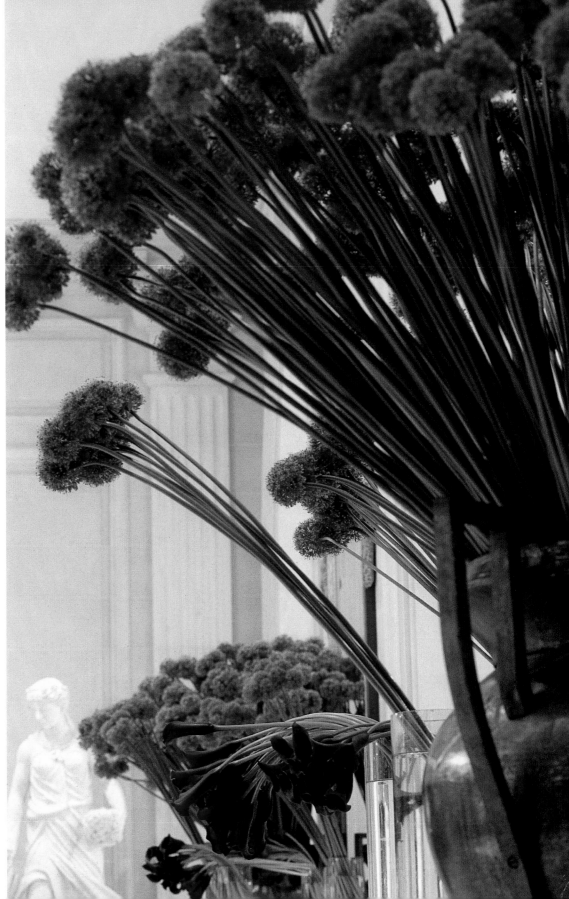

À gauche
Fleurs d'ail
et delphiniums.
Ci-contre
Fleurs d'ail
et arums noirs.

On the left
Wild allium
and delphiniums.
On this page
Wild allium
and black arum
lilies.

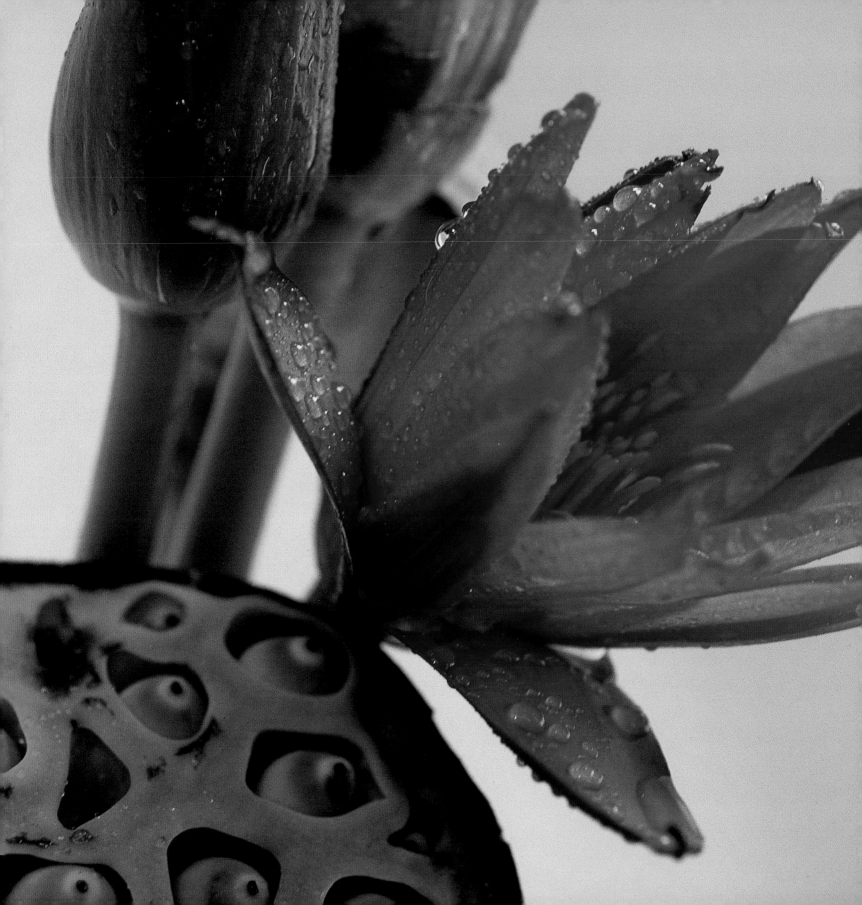

À gauche
Fruits de lotus
et nénuphars.
Ci-contre
Branches
de magnolia
et tulipes 'Blue
Diamond'.

On the left
Lotus fruits and
nenuphars.
On this page
Magnolia
branches and
'Blue Diamond'
tulips.

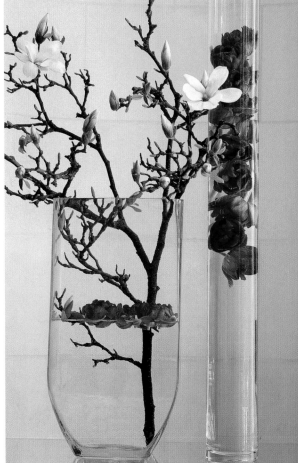
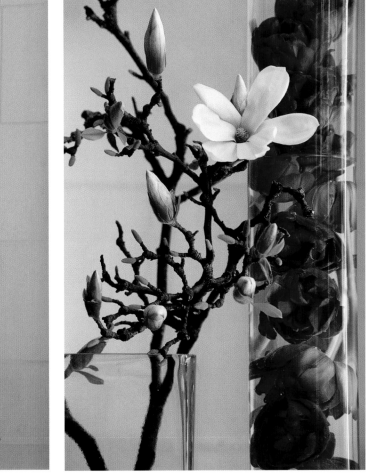

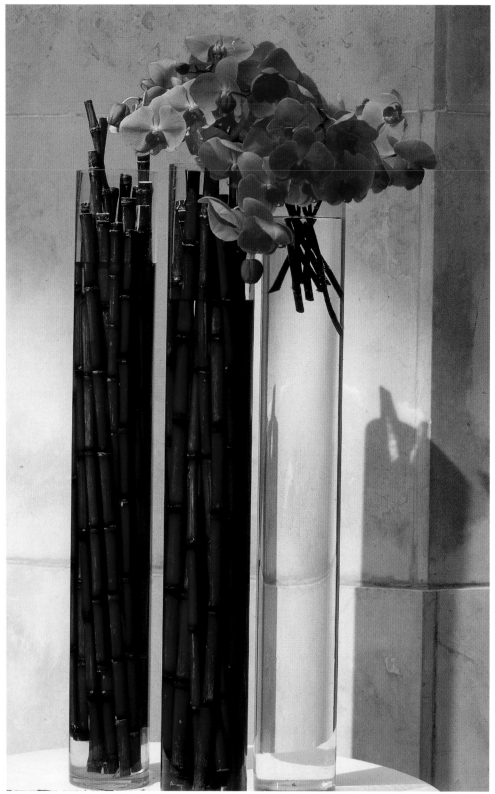

Ci-contre
Orchidées 'Cerise'
et bambous noirs.
À droite
Orchidées 'Cerise'
et Curly Bamboo.

On this page
'Cerise' orchids
and black bamboo.
On the right
'Cerise' orchids
and curly bamboo.

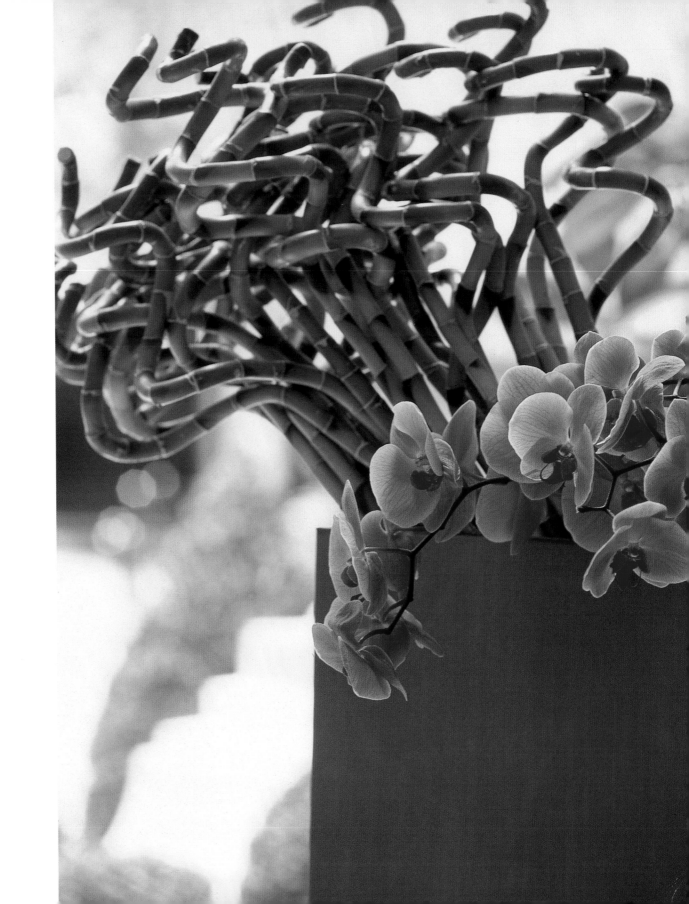

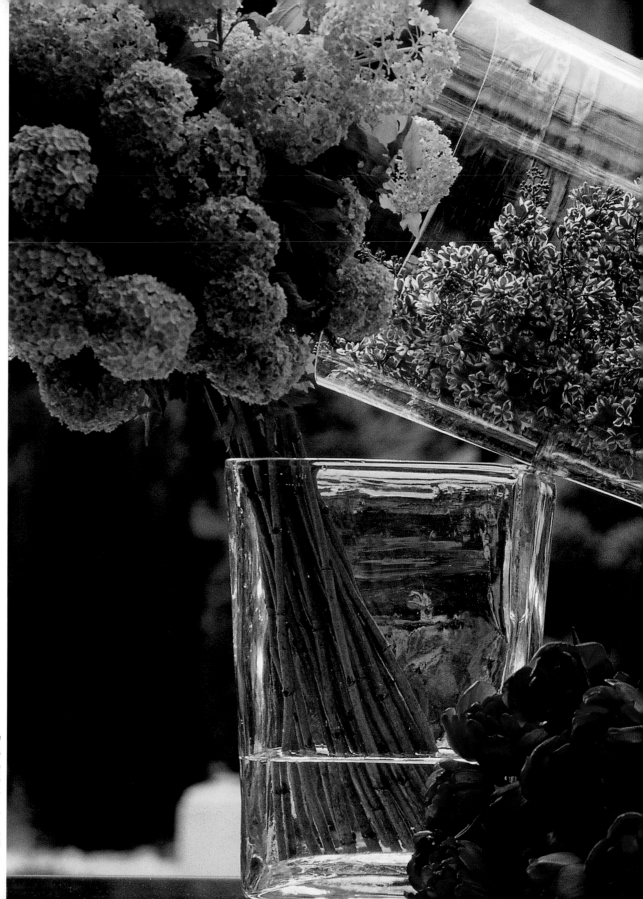

Tulipes 'Blue
Diamond',
boules-de-neige,
orchidées 'Vanda',
lilas 'Syringa'.

'Blue Diamond'
tulips, viburnum,
'Vanda' orchids and
'Syringa' lilac.

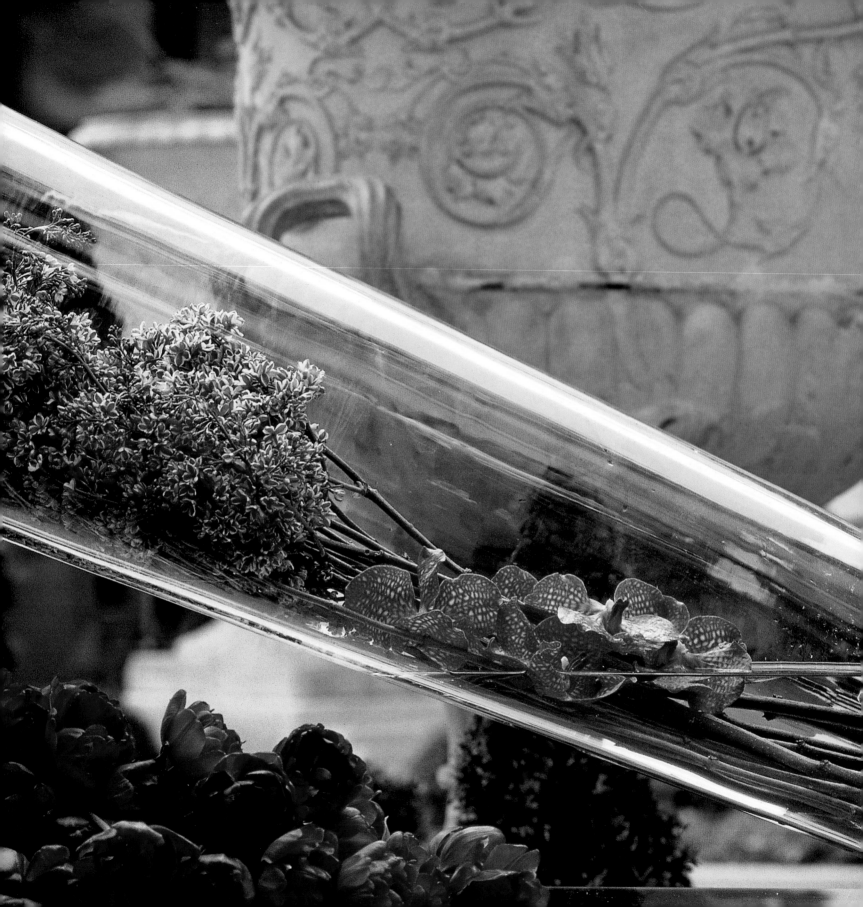

Jeff thanks

Mr. Isadore Sharp, Founder, Chairman, and CEO

Four Seasons Hotels and resorts;

His Royal Highness Prince Alwaleed Bin Tala Abdulaziz Al Saud

Four Seasons Hotel George V;

My flower team for their time, efforts and talent;

Marc Boers, Flex Holland for his patience;

My family for their love and support;

Paige Dixon for giving me the chance;

Natalie Smith for her friendship;

Gilles Trillard for his passion;

Marie-Claire Blanckaert for her great sense of beauty;

And the famous Léon;

The flowers for changing my life…

Marie-Claire Blanckaert

tient à remercier son amie Isabelle Revel

sans laquelle ce livre n'aurait pas vu le jour.

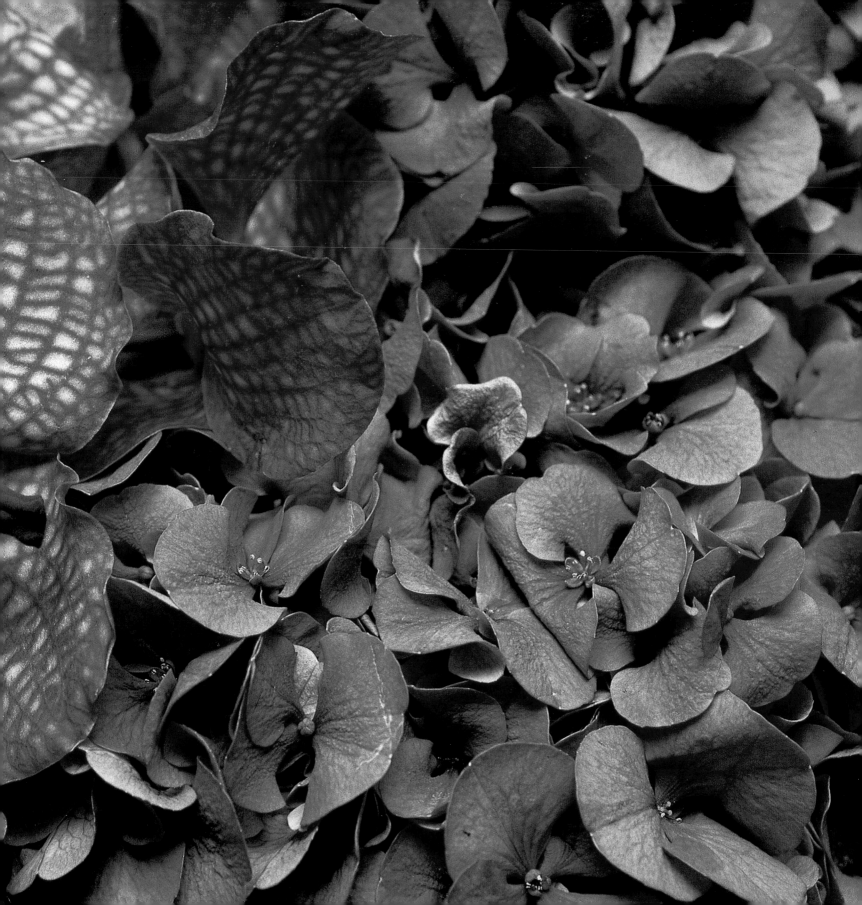